高堯楷——著

養氣

二部曲

用站樁功法、洗脈輪及生命體悟，成就愛與幸福

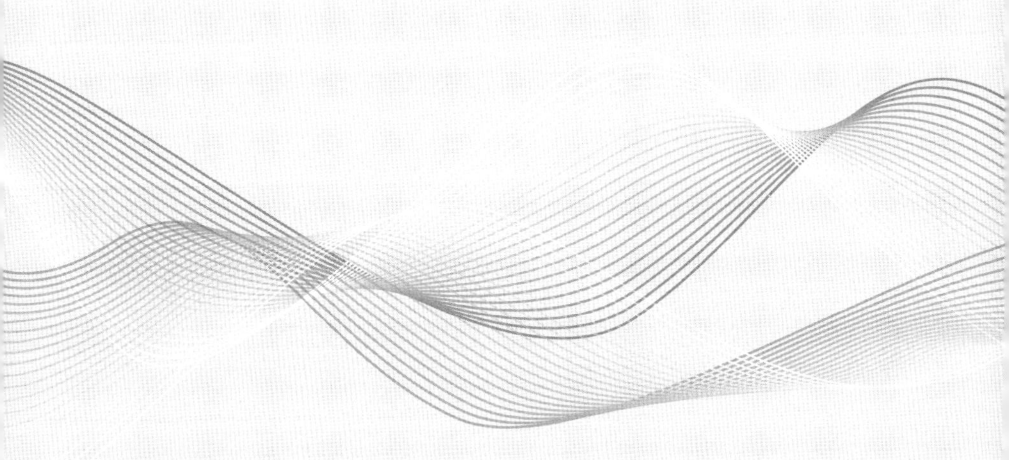

CONTENTS

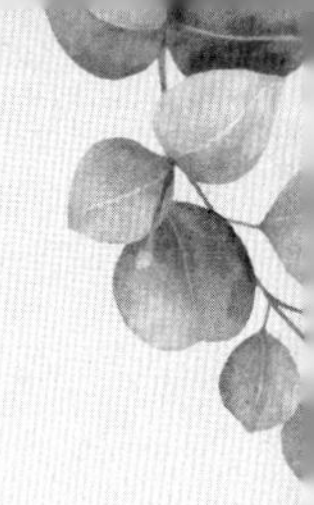

第二章　不順時，這樣思考

第三章　最簡單的幸福功法：迎回能量的方法

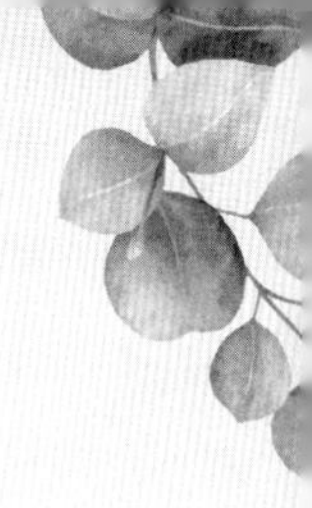

第四章 身心靈一體，不同的療癒方式，解開不一樣的傷

第五章 修行，就在日常生活中

第六章 圓滿

第七章  經典告訴我的事

推薦序

身心靈的照顧

台大榮譽教授／李嗣涔

作者自從出了第一本書《養氣》及第二本書《養心》獲得好評後，又出了第三本書《養氣二部曲》。他在《養氣》介紹天樁功及地樁功的基本原則與步驟，大家要根據動作步驟於練習中慢慢體會，不過有部分讀者因爲掌握不到要領，產生很多問題，而常常來問其他練功的細節，因此起心動念寫下第三本書補充養氣練功的概念。

我們知道身體的健康可以粗分爲身、心、靈三個層面的健康，最基礎的是物質肉體的健康，包括肌肉骨骼臟器的健康，與體內各生理系統的平衡運作，而練氣功讓氣巡行大小周天全身經脈，是我們祖先幾千年來發展出來的一套養生保健的好方法。物質身體健康以後，因爲工作繁忙、緊張與壓力，會導致睡眠不好、抵抗力降低，這時就要開始「練心」，比如每天練習減壓靜坐半小時，

一、兩個月就可以調整焦慮的情緒，恢復心理層面的健康。

至於靈的層面健康，則進入了精神的層次，一個人的道德、倫理、慈悲、誠意正心等，都扮演了一定的角色，通常要進入深度的禪定，加上自身的慧根才有可能碰觸到靈的層面。作者是受過正統醫學訓練的醫生，但從字裡行間可以看出他已經能從精神層面看診，了解靈魂的印記、因果等因緣來照顧病人的健康。

雖然作者在這本書把練氣功的方法，從第一本的天樁功及地樁功擴大到「叩齒站樁法」及「洗脈輪」，看起來主題像侷限在身體層面的練功，事實上從第一章「愛的智慧」起，內容其實很大一部分是在談靈的健康，只是主流醫師對於談靈魂會有顧忌，怕受同儕批評。第二章「不順時，這樣思考」，談觀念轉成信念再僵化變成習性，造就了我們思考及生活模式僵化，像倉鼠跑圈圈一樣，被困住時想破頭也找不到出口。他舉出了很多例子來說明如何跳出框架就可以解決問題，很像心靈雞湯帶來的啓發。

由醫師來寫身心靈的健康書特別值得參考，因爲醫師可以接觸到無數的病人，經過臨床驗證而得出結論。我一向秉持著「實驗是檢驗眞理的唯一標準」這項哲學武器，來面對科學界對我研究特異功能的批評。因此特別推薦《養氣二部曲》這本書，相信對你身心靈的健康會有很大的助益。

推薦序

醫人醫病要醫心，養氣養心領天命

《人生路引》作者／楊斯棓

《養氣》《養心》的作者、知名中醫師高堯楷推出第三本著作，我第三度爲他作序，至感榮幸。

現年四十歲以上的人，對「忠仁、忠義雙胞胎連體嬰分割的故事」應該印象深刻。

曾任台大校長的小兒外科專科醫師陳維昭，當時擔綱阿仁、阿義分割手術的重責大任，還寫了一本《阿仁阿義與我——連體嬰分割的故事》紀念之。

一九七六年，這對三腿坐骨連體嬰出生，生父無力扶養，台中的中山醫學院（後改制爲中山醫大）附設醫院收治之，照顧到三歲後，轉往台大醫院進行分割手術。

中山創辦人周汝川的仁心，傳爲美談。曾有醫師跟我分享中山醫學院的理念是：「醫學目的在救人，醫人醫病要醫心，愛護病人如親人，不怕勞苦好醫師。」

他跟我說如果顛倒這四行文字的順序，前三行取頭字，最後一行取第二字，將得到以下四字：不愛醫學。他的幽默，倒是讓我牢記這四句話，尤其是第二句：醫人醫病要醫心。

那試問醫心的「心」指的又是什麼？需要會診心臟外科醫師嗎？

王元甫醫師受邀到中山醫大演講時曾特別指出，醫人醫病要醫心的「心」並不是指心臟，而是「心靈」。

高堯楷醫師的著作，正是要撫慰疲憊心靈、治療受傷心靈。

前陣子，有位年輕的政治人物想要競逐更大的職位，受訪時說「神擋殺神、佛擋殺佛」，讓我嚇了一跳，當時我尚不確定她是不是眞的了解這句話。

又過陣子，她所屬的政黨決定優先提名資深政治人物，她可能提名無望，於是淚灑攝影棚，這一刻我就確定她其實並不了解「神擋殺神、佛擋殺佛」的眞義，她大概以爲這句話的意思是：「不驚神、不驚鬼。」

岔個題介紹一本書，台灣眞有本名爲《殺佛》的書，說的是十世班禪大師蒙難的眞相。

不過，那句話她說得並不精準，正確的說法應該是「佛來佛斬，魔來魔斬」。惟覺老和尙曾闡述這句話：「佛代表好的境界；魔，代表壞的境界；斬，就是不理它；看到好的，不貪著；看到壞的，也不煩惱；好的境界也不理它，壞的境界也不理它，心不落兩邊，才能離相，達到無相的境界，心就能得自在。」

簡言之就是：寵辱不驚。如果心不自在，對失去機會心有委屈，爲之落淚，就沒有正確理解「佛來佛斬，魔來魔斬」一語的智慧。

沒有足夠的智慧，不只是她的課題，也是你我一生的課題。堯楷三本書，認眞闡述養氣與養心之道，教人學習如何好好活與如何看待死。

家父因病退休前，乃因肺炎從急診入住某醫院，兩天內轉加護病房，住了幾天後，開始有幻覺，說有人帶他搭龍船出海，船下有許多仙女扶著，西醫多半用「電解質不平衡、加護病房症候群」來解釋，我亦可接受這樣的解釋。確實電解質校正正常，離開加護病房後，就不再有類似的闡述。

入住加護病房大概第四天時，血氧濃度直降，準備要插管前一分鐘，我在心裡許了一個願：「我自己有能力賺錢，家父這輩子累積的財富，我將一介不取，在我有生之年，逐年捐給社會。」語畢，血氧濃度開始上升，上升到不需要插管（氣管內管）的標準。他從入院到出院都未插管。

這樣的親身經歷，至今仍讓我感覺神奇不已，在堯楷的書中，我讀到他人亦有類似經驗，心湖一陣漣漪。

除了龍船，家父還言之鑿鑿地在出院後說，住院期間有一位「黑管」先生經常來找他。不是要害他，聽他的敘述，似乎是位忠心幹練的管家。對於龍船或「黑管」，我沒有求神問卜問究竟，心裡也不鄙棄，以敬而遠之的態度視之。

有位台大醫學系畢業的醫師，年紀比家父小一些，亦曾因病昏迷十日（當時裝葉克膜）。病後，他曾在網誌寫下昏迷時的經歷，我無意間讀到，擔心有一天網址無效，當時連忙用筆抄下來，保存至今。

「一開始整個人似乎是在水中被拖行，眼前出現類似萬花筒的景象，似乎是一站一站地逗留，畫面好像是數位合成的，但是讓人極度不舒服，一直想要脫離，但是身不由己；記得有一個畫面是在千變萬化之後，幻成一張好像電動玩具中魔王的臉，他吼了一聲之後隨之消失，但已令我驚悸萬分。不知在水中被拖行了多久，眼前的景象一直變幻，令人驚慌不舒服、充滿疑問，再加上身不由己的無力感。正當非常驚恐之時，右耳後突然傳來不知道是誰發出宏亮的聲音：『如霧亦如電、如夢幻、如泡影。』同時眼前景象突然整個上了金彩似地亮了起來，而我心中所有的不安頓時煙消雲散，原來《金剛經》中的這句話就是形容我遭遇的影像與畫面。不久之後，我便脫離在水中被拖行的境地而進入另一個時空。

「其中有身處辛亥革命前後的時代，與某些人物有深刻的互動；轉眼間又身處應該是位於台灣早期的鄉村，看著那個時代的自己成長的過程，了解到原來自己與父母、兄弟姐妹、妻兒子女是不止一世的因緣。又被帶到像是中國大陸的高山處『旅遊』，有人將我指認出來爲我治療；接下來又被帶往西藏與印度，也說是要醫治我，但其過程就辛苦得多，也折騰人。隨後瞬間身處南歐地中海沿岸的天主教教會，聽見修女與神父談話，說他們是受到我的同學林〇〇及陳〇〇所託要治療我，包含將我僞裝成天主教宗後裔的身分以豁免疾病，又將我全身裹著麵糰放入烤爐，然後將我抬到教堂說要以我的血肉和麵包獻祭給上帝，以求得上帝的恩賜。

「以上所見所聞以及經歷，不及所有的夢境（姑且稱爲夢境）的百分之一，而我稱之爲夢境、幻境，或魔境。」

說眞的，如果他不是台大醫學系畢業，如果他不是眞的大病一場，我只會把這段文字視爲網路小說狂想曲。

那他的這段經驗對我有什麼意義？我會拿來和父親病危時的事情擺在一起想，想了半天，結論只有：多多行善、廣結善緣、敬畏天地。

我拾吳家德總經理的牙慧來做個總結：讀堯楷的《養氣》《養心》，觀念得以轉彎。觀念一轉彎，有時業績不只翻兩番，心遠，路一定更寬。這裡的「路」既可以指職涯，也可以是漫漫人生路。（吳總亦爲暢銷書作家，名作爲《觀念一轉彎，業績翻兩番！》）

推薦序

養出幸福美好人生

時尚造型藝術總監／王俐人

最初認識高醫師是多虧麗虹姐的引薦。我對高醫師的第一印象是他年輕有爲、沒有架子，是親切、予人信心和愛的人。之後爲高醫師設計造型，幾年下來，我能體會到他總用心經營自己帥氣有型的形象，因爲美是能使人愉悅的。每次遇上健康相關的問題，第一時間想到的就是去找高醫師，有他，心就安定了。因爲他是位謙卑有禮、溫文儒雅，且無所不通的醫師，僅一指神功就可解決各種疑難雜症。從《養氣》與《養心》可看出其仁心仁術，把每位患者都當作家人看待，更是懂得感恩的人，願意解決別人不願觸碰的問題，儼然成爲好多患者的救星。

高醫師一路學醫從醫，精進醫術與德性是他一直努力的方向。偶爾我會去請百歲道長解惑，常見他和一群醫界的朋友學無止境，不只仁心仁術，更追求卓越、不斷精進，只爲服務更多人。拜高醫師的第一本著作《養氣》所賜，我學習了更靠近幸福的功法——「氣功呼吸法」。每天照高醫師的指導練習，成效果眞不錯。因爲氣感好，人就不老，加上站樁更能養腳力，避免腳先無力人已老。我在未學呼吸法前，從不知如此能導入能量！每次做完只覺得幸福感滿滿，似乎能藉此與自我和身體對話，和每個細胞、皮膚聊天打交道，像是在問它們好不好？我有沒有照顧好？抑或是破壞了它們？它們愉悅嗎？還是不舒服或痛苦？有了悟性，能使思緒清楚，進而導引正能量。

《養氣二部曲》延續了第一本《養氣》的精神，但不同的是其中針對「站樁」的引導更加簡單，讓讀者更容易領悟執行，使身體健康不再遙不可及。高醫師才思敏捷，書中也提到「君子務本，本立而道生，本末對應，輕重緩急」，我們常常本末倒置，爲追求名利，賠上身體健康；爲追求名利，導致家庭失和；爲追求名利，怠慢雙親照護，我也不例外。而幸虧有高醫師再次出書分享，讓我們更能及早把握健康，不須犧牲孝親、名利、幸福，再不會追求一，而誤二三。我也欣賞書中「養愛」的概念，用愛的節奏走下去，更有益健康。我替高醫師的兒子剪過幾次頭髮，只看到慈父本性，知道其兒子聰明無比，而太聰明的孩子愛挑戰權威，邏輯反應快，創意且調皮，高醫師只用愛就能讓他乖巧懂事，又不失活潑可愛。

最後必須提及書裡強調的「食天之祿」，說明一切都是老天的恩典，可見高醫師不忘本的本性。他集一身所學，出了三本書回饋社會，就是感恩老天對他的恩典。第一本《養氣》、第二本《養心》、第三本《養氣二部曲》，每本書最具價值之處，就是教人休養身體，養出幸福美滿的人生，因此讀者絕不可錯過。謝謝高醫師無私分享，造福人群，感恩！

推薦序

活出更美好的每一天

台灣女企業家協會理事長／吳慧眞

人的一生就像心電圖，有些時候平平穩穩，有些時候像暴風雨高潮迭起、起伏不定。往往在無數跌跌撞撞中，才能領悟到眞的可行之路。也有人終其一生在蒙混中過日子，當然也有人在計畫中活出美好人生。

我因爲自己在國外從事正統能量芳療事業，從年輕學習眞正的芳香療法（其中包括身心靈精油配方作爲輔助醫療用油研究），深深感受到如果我們每個人都能在正能量的環境中成長，不受外界太多的干擾，就比較不會有所謂的內心苦毒、心毒，甚至睡眠障礙、恐慌、憂鬱，常常處在不安、沒有自信、混沌、埋怨等負能量的環境。

看完高堯楷醫師的前兩本書《養氣》《養心》之後，更有幸可以排到高醫師的門診諮詢及服務，深深覺得我太幸福了。我有相當程度的工作壓力和自我生活質量調適問題，如果可以透過更好的方式協助自己或協助他人，影響他人有更好的能量，對處在充滿不安定的社會叢林氛圍中，也能隨時活出內心充滿希望和愛的自我，並對當下的自我、興趣，以及所有選擇負責。

一有機會我便分享高醫師的專業給好朋友或工作夥伴。我一直推薦他的書以及診所門診，希望可以讓更多人身心靈得到幫助，影響更多有影響力的人，得到更多愛的力量。我帶著非常感恩的心謝謝過去、未來，謝謝高醫師為很多人默默付出也協助很多朋友的身心靈健康。期待第三本書讓更多人看見，協助更幫助自己或身旁的人活出更美好的每一天！

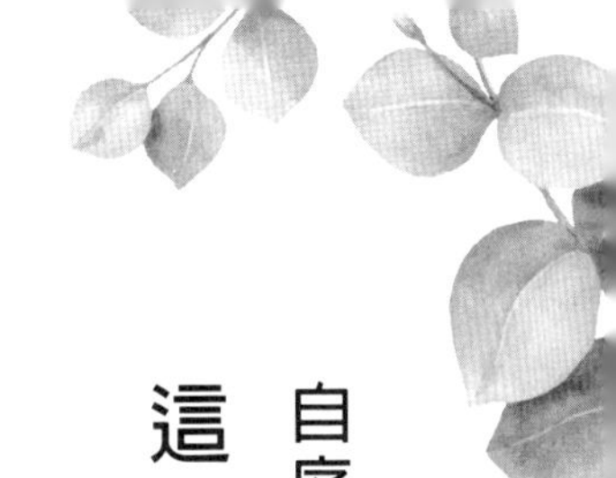

自序
這是一本讓人身心結構安定、能量聚集的書

大家好！很開心又與讀者朋友們見面了！

這是我的第三本書，謝謝大家的支持，讓我生了第一個書寶寶《養氣》後，又生了《養心》。

第三本書是《養氣二部曲》。

讀者朋友們或許會覺得納悶，怎麼第三本書名又回到養氣？會將書名取為《養氣二部曲》，是因為《養氣》出版後，收到許多讀者對書中天樁、地樁功法提出的細問。

遵循「大道至簡」的我，《養氣》提到的功法，是近二十年來學習氣功的精萃提煉。因此書寫時也以簡單說明為主，意欲讓讀者朋友跳出一個口令一個動作的框框。

後來察覺到，我的習慣並不代表所有人；同時，身爲作者，更有必要爲廣大讀者的需求服務。而《養氣》中的天地樁，對於零基礎的讀者來說，還是不容易領會。

讀者、患者、聽衆、學員的回饋及心聲中，我發現最多人渴望的兩件事情是：

(1) **有沒有比天地樁更簡單的站樁方法？**

(2) **現在的世界變化很快，有沒有什麼方法可以讓心安定？**

有的。

在《養氣二部曲》，我將介紹「**叩齒站樁法**」，這個方式比天地樁更易懂、容易做到，只要天天練習，一定有效果。

至於讓心安定的方法，就是「**洗脈輪**」。

脈輪一詞來自於印度，最廣爲知悉的就是七脈輪。換成中醫名詞來說則是七個穴道，分別與安全感、自我認同、行動力、愛、溝通力、直覺、領悟有關。

當我們的七脈輪阻塞或過度活躍，都會形成失衡。

例如，掌管安全感的脈輪阻塞，就容易焦慮、恐懼、不安全感；過度活躍，則可能變成過度追求安定或物欲強。

又如，掌管行動力的脈輪阻塞，容易猶豫不決；過度活躍則可能控制欲強。

脈輪平衡時，一切都會剛剛好，心情穩定，留得住氣，身體也跟著有起色。

站樁是練身體結構、氣足夠；洗脈輪則是練情緒、心安定。

覺得天樁、地樁太難？覺得沒基礎練不起來？希望有最簡單練身及練心的方式嗎？

非常推薦練習《養氣二部曲》的叩齒站樁法及洗脈輪功法，讓自己身心安定、能量聚集。之後，想再更進一步練天地樁或其他法門，就會更加容易了。

找到自己心中的理想

很開心用第三本書《養氣二部曲》來跟大家見面，沒想到自己每次有靈感時寫的小文章會有這麼多迴響。有時透過看見一個小片段，便能洗刷內心的委屈，讓人可以正向地面對人生，甚至走出低潮，就覺得氣功的書不只是氣功的書，而是做中學習體會。

《養氣二部曲》的主軸是站樁，**大部分人的衰老，都是從下肢無力開始**；開始走不遠、膝蓋負荷不了，腎氣老化。所以，身體要有氣，首先下半身的基礎要好，這也是本書將重心放在站樁的原因。我們分享的站樁功法入門看似容易，卻整合了許多武術的健身方法在裡頭，從膝蓋的角度、肌肉筋膜張力的角度，還有叩齒這個讓氣不堆積在腦部的重要步驟；手掌拍打是洩法中的補法，手法中的敲打法，則是洩法中的洩法等，都是很重要的觀念。我們的站樁功法不須太久，因為經絡運行的很快，大約三到五分鐘就可以，免得太強去傷到自己。然後，一定要找老師學習。

我自己本身對於氣功的要求比較高，所以希望出版的書，只是給予我個人的心得分享。書只是一個參考過程，眞的要學習，請大家一定要找個好老師跟著，才不會因爲部分理解而傷害到自身。

我沒能力這樣教學，未來也許門診業務不這麼忙的時候，可以抽空跟大家聊聊天交換心得。但帶課程要很精細，保護每個學員，需要一整個系統跟時間。目前台北的大安身心研究所，有一些我帶出來的學生在帶基本的團練，大家如果有空也歡迎參考。

本書也記載了我個人漫長學習過程中，面對人生中的種種體會，看似不經意，但偶爾遇到人生逆境時，偶然一瞥，也發現回味無窮。

氣功的根本在於陰陽，陰陽的根本在於河圖洛書，河圖洛書的根本在黃河與洛水的交會，混濁的河水與清澈的洛水交流時，形成天然的太極圖。呼吸的根本在於情緒，情緒影響了呼吸的節奏，所以才有噓、呵、呼、呬、吹、嘻的呼吸功法。當你對於情緒了知明白，內心沒有疑惑，才能完整體會自己的情緒感官，進入甚深的胎息境界。**胎息的境界，才是一切氣功最終的基礎**。想延年益壽，開啓智慧，了解宇宙的哲理，都在胎息當中明見。

最後，祝福大家都能找到自己心中的理想，身體健康，平安吉祥。

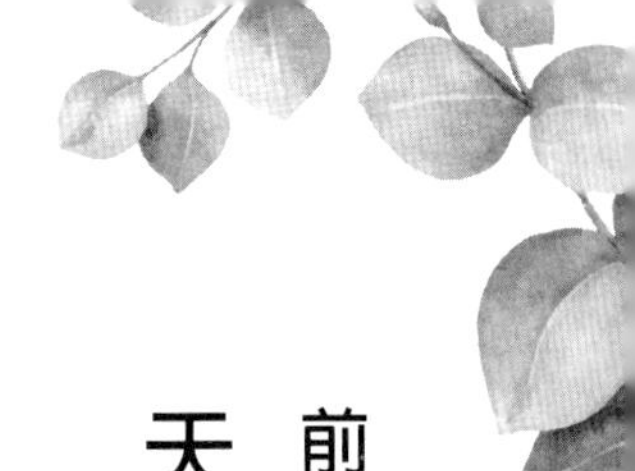

前言
天賦？挫折？認真往想要的方向前進就對了！

看診至今，不少病人或長輩、學弟妹羨慕我有醫療上的天賦。在此，也想來談談我一路遇到的挫折與所謂的天賦。

很多人都覺得我有天賦，但其實我很認眞地往想要的方向前進。

別人不要的，不一定就不好

會踏進中醫學系雙主修醫學系，主要是一開始時覺得：「哇！只要多念一年書就可以拿兩張執照，這是一定要拿的啊！」

沒想到，政府規定只能拿一張執照執業。

話雖如此，現在回頭想來，老天爺的安排很巧妙。被安插到中醫的領域，眞的很適合我。

大學一年級時因爲睡過頭跑錯教室，聽到了中醫各剖面觀點的博士班課程，讓我一開始就有博士班才有的整體領域概念。

有時，如果不懂得一門學問的前因後果與各種歷史經驗的總結，就會如同瞎子摸象一樣，沒有基礎核心支撐著你在做的事，就會讓你一直猜。

現在回頭想，還是很感謝那位老師當時的課。

當初還有所謂的「華佗站」，是系上的BBS。大一的我因爲熱愛網路，總是流連網路看學長姊的發文，看著看著，我發現不對勁，因爲大家的用字遣詞幾乎分不出深淺，看不出誰是眞誰是假。

這個情況也讓我領悟到，用這樣的方式來寫文章論述醫案跟治療法則，是無法知道眞相的。因爲怎麼繞，都可以透過陰陽五行的理論自圓其說，而其臨床的適用性跟再現性結果如何，都是吃完藥以後才能眞正確認。

於是，我放棄了網路這條路，自己到圖書館看書，把以前有名的醫學家論述都翻上一遍。也看古代神醫的故事，而且是再誇張的都看，因爲我相信那些醫生治好的病是眞的。別人認爲是神話，但我相信是眞的。

後來我跟密醫學習脈法。先說，在我那個時代，各種實用的中醫課程還不算發達，師徒制也很嚴格，沒有特定的緣分，很難找到適合的老師教你。

不只一次與學長姊一同去找老師，到現場才發現，就算有心想拜師，老師的面都不一定見得到，因爲前面的師兄姊已經圍了好幾圈……

「如果這麼多人都跟我學一樣的東西，我學了似乎也沒特色。」看到名師們的盛況，我做了一個決定：別人都學的東西我直接放棄，去別人都不想學的地方學習就好。

後來，連醫院分發，我都是挑別人不要去的地方。

說實在，因爲我的成績也沒得選擇，但後來發現，這樣的選擇救了我很多次。因爲通常大家不想去的地方，都會對新人很照顧。

當初我去拜拜發願想把醫術學好，請老天爺幫助我找到適合的老師。於是出現了密醫老師。在密醫老師的指導下，我躲在家裡四個月每天吃中藥，吃完之後把脈，感受身體的變化，然後記錄下來。

在那幾年間，我學習八字、紫微斗數、易經、大六壬、梅花易數、象棋卦等，大概知道前輩行家可以做到什麼程度。當時在「批踢踢」上每天跟大家瘋算命，現在回頭看覺得很有趣，也認識了很多好朋友。

在接觸這些人們所謂的神祕學之後，我開始在書局讀佛經。整套《大正藏》共有一百冊，我越看越感興趣，一本一本翻。此時，學校也剛好在教大體解剖學課程，而我的心都在佛經上。可以說，我對佛家經典內容的基礎，是在這個時期建立下來的。

當時也翻了一些《道藏》的內容，但許多內容相對艱澀，當時的我沒有能力看懂。

後來開始學習氣功，學怎麼區分氣功的好壞，氣的來源的力量為何處。看到很多高手幫人敲敲背，病就好的，一天只睡一小時，一直在幫人家敲背（詳細故事都記載在《養氣》一書）。

宗教方面，像是壇城的祕密班、唱詩歌等，得知有什麼宗教，我都會去參加，因爲當時心裡存著一個疑問：怎麼都跟經典上記載的落差這麼大？人家阿羅漢可以肉身在天上飛，怎麼現實遇到的雖然有點厲害，但都不是我想要的答案？

後來，接觸到光厚老和尚的事蹟，才篤定了我的思想。從此我以佛家的立論基礎爲核心，讓自己有個樣板，不然，我也不知道在廣闊的世界中，什麼才是眞正對自己有幫助的事。光厚老和尚是近代把氣功跟佛法應用在治病上的實際人物，所以，我開始更加認眞地到處拜師，學習氣功跟心性之學。

練到一個階段後，我開始看得到別人的氣；當我將雙手放在人身體附近時，可以知道對方哪邊生病了，數量不太多的話，很多都可以快速好轉。這讓我體會到氣功的好處。

後來發現自己的氣不夠用，我開始學習用藥氣，就是把植物的能量抓在手上丟到病人身上，揣測怎麼樣會有效。也遇到其他派別教我怎麼遠距離調氣，也看一些前輩可以處理到什麼程度。

從這時候開始，大概是大學五年級的時候，我就這樣一路研究到當兵。用氣功看診有個缺點，就是氣場的質性會影響到判斷能力。也就是說，用氣去觀察人的切入角度不同，調出來的人就會不一樣。所以我開始研究，怎麼調整能把人體調得最好。在當完兵後，總算統整到一個我自己滿意的第一階段。這階段的缺點就是：氣的深度不足、廣度不足，沒辦法轉化太多人。

小菜鳥行醫三年，突然面臨的第一次醫學瓶頸

畢業後，小菜鳥開始出來上診了。眞正面對患者，從第一診的四個患者、到十二個，不到一個月，我每診的患者就超過四十人。我開的藥物雖然有效，但也容易讓患者口乾舌燥。當時我不知道原因，隨著患者漸漸多起來，也沒時間思考，只能邊走邊調。

後來發現，是我習慣用氣把患者塡滿的方法出了問題。於是我開始學習調整血管、經絡等切入方向，調整紅血球流動速度，調整身體的保護層等面向，

都有適用跟不適用的情況。

我一邊治療，一邊學習觀察怎樣才是對患者最有幫助的。後來一診漸漸突破五十人、八十人，看到的患者面向就越豐富，也知道自己的醫學瓶頸在何處。這大概是我行醫三到四年的時候。

行醫到第五年時，我一次看診看到一百五十人。下診後頭昏腦脹，我偵測到自己的極限，潛意識告訴自己，再這樣下去，幾年後我會先中風。所以開始限制人數。

到這個階段我就是把患者的病氣往外推，發現這樣改善的最多，但是對於腫瘤與脊椎損傷及神經損傷，這樣做的復原效率非常慢。但基本上，不嚴重的患者在這階段已經可以感受到好轉了。

首度創業、學習股票，挫折連連

後來進入了創業期。如同大家所知，我當時雖然患者多，但因爲受雇於人，加上只有看健保，收入其實不高。聽到許多同學的收入後，我有點難過，怎麼看了這麼多病人，收入卻不高？但我的個性又沒辦法從患者身上賺錢，於是開始學習怎麼創業。在這階段我飛往世界各地參觀，學習理財的觀念跟創業，以及自我獨立的觀念等。也去念了EMBA，看一些老闆怎麼待人處事，因爲我是單純學生跟學技術出身，沒什麼社會經驗，很少接觸出社會該有的禮儀，所以我什麼都不懂，也很挫折。

同時，我在這階段學習股票，經歷了很多事情。學習創業，原本的好朋友也變得沒那麼好了，體會很多，也打消了創業的念頭。因爲創業對我來說是興趣，我想知道創業是什麼感覺，但也知道從以前到現在，我除了自己的領域以外，大部分的事情都不會，更不用說管理別人。

我不愛別人管，所以也不愛管別人。我喜歡放空，但創業如果放空，就處處碰壁處處被電，賠一屁股。只喜歡出一張嘴，不喜歡眞正下苦功去執行跟檢驗，想當然耳，就一直破財。

重新思考，把自己會的做到更好

浪子回頭以後，我走回自己擅長的路。我不去想創業這件事，只把懂的東西做到別人做不到，自己做到就好。每天整理心得寫在臉書上，從當初十幾個人看，到現在一篇文章可以破千讚，我也覺得很開心。

以前，我喜歡寫什麼就寫什麼，讀者看不看，他們自己決定就好，但打坐後體會到更深層的能量，其實是牽一髮動全身的。也了解到，有這麼多人在看我的文章，我不能只想寫自己想說的東西，而是要寫對其他人有正面影響的文章。所以我漸漸修正自己，把以前那種不喜歡被約束、好高騖遠的個性改掉，一步一步慢慢改。這大概是我上班八年後的事情。

再次創業，體會到能量與能力的關係

在學長的指導下，我考了博士班，也開始在台北看診。剛好學弟創業，我沒有創業的能力便去打工，想的是打工賺點錢可以有交通費跟住宿費。沒想到，因為我的門診需要用到的人太多，又會延遲下班，所以學弟跟我商量要不要找更大型的診所配合。於是我才陰錯陽差出來自己開業。

我一直很想知道當老闆是什麼感覺？後來發現不過就是這樣，也沒有比較厲害。當自己能力不夠時，一樣會被員工碎碎念。讓我體會到能量到哪，智慧到哪，做那樣的事情就好。沒準備好就出來，註定會失敗。

現在，診所的員工都是以前看過診的患者，好在他們不嫌我笨，我一直錯，他們一直幫我修，修到有現在的規模。我覺得我的人生都是無心插柳的路線。

在這個階段，我出了第一本書《養氣》，意外地暢銷，到現在快突破三萬本了。不過距離心裡希望的十萬本還有很大一段差距，也讓我認清楚自己的能量在哪。

第二本書《養心》，記載著從以前到現在各種疾病狀態的新體會，也有不錯的成績。

出書眞的不容易，要讀者喜歡看，又對別人有幫助。但我知道《養氣》跟《養心》的潛力很大，只要有緣，一定會對他人的人生有很大的幫助，內容都是很生活化跟落地實用的。

將對自己有幫助的寫在書上，也寫讀者喜歡看且有幫助的

以前，老師和遇到的算命仙都說，我過了三十六歲以後會很厲害，當時我就想：「哎呀！我的成績又不好，也沒有家世背景，怎麼可能!?」沒想到時間一到，當以前學的東西跟經歷的挫折累積夠多了，我開始整合，出現黃粱一夢提醒我。如果照過去的路走，我的人生會如何？我該如何改變？

於是，我更加認真地精進，不斷學習深入禪定的技巧，與精神世界的看診技術，體會到靈魂的印記這些事，了解病人部分的因緣等，也才開始有能力治療特殊疾病。

很多疾病不只是身體的傷，還有心靈層面的傷。我遇到老師教我怎麼治療昏迷的案例、如何把意識跟身體結合、如何調整簡單範圍內的因果等。

當我開始進行後，身體進入了超級疲累的狀態，於是也學習怎麼調整自己的左右中三脈，再把過度透支的身體活化回來。

因爲體會到對人體有幫助，所以將這些有助於我的方式，寫在《養氣》和《養心》，以及最新出版的這一本《養氣二部曲》中。

最後感謝《養氣》《養心》這兩本書能被支持，感謝這樣的好緣分，才得以讓第三本書有機會誕生在這個世界上。

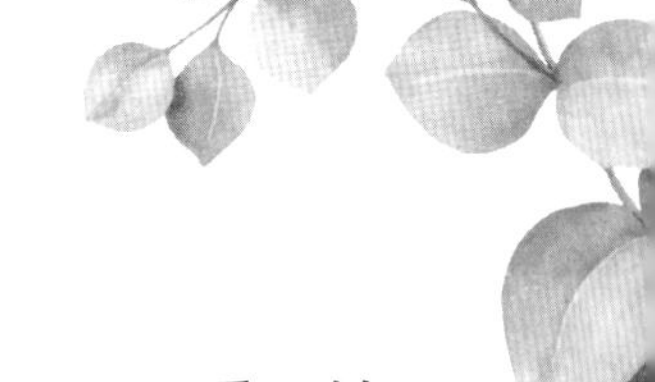

第一章 愛的智慧

沒有安全感時怎麼辦？

最近朋友問，自己很沒安全感，該怎麼改變膽小、遇到事情就退縮的問題？在此分享自己的一小部分經驗，不見得適合你，但如果適合歡迎參考。

在哪邊跌倒，就從哪邊站起來。跌倒了一開始會被笑，但當你有勇氣站起來，不畏懼被笑的眼光，你迎來的將是肅然起敬。

如果是我自己沒有安全感，一開始可能會先到比較不熟的領域學習，等重新建立視野高度後，再回頭看沒安全感的訊號是眞是假。

如果是假的，就不理它；若是真的，就要檢討並改變。突破以後，再反思爲什麼自己需要這份安全感。是不是因爲曾經遇到某些缺憾或故事，讓自己時時刻刻覺得需要安全？**當你對外在有需求，一定是發生過某些事，讓你覺得如果不這樣，就會產生那個結果。**

所以只要打破結果的結論，自然就能破解安全感的問題。

比如，學歷不高、工資不高，所以找不到好對象。

但實際上，這世界仍有許多學歷不高、工資不高，仍然找到好對象的故事。

你原本相信的結論不一定是眞相。

或者，因爲長得醜，所以認爲發出的每個訊息對別人都是一種打擾。

但實際上，有一顆熱心助人的心，或者開朗的胸懷，傳出去的訊息會讓別人覺得溫暖！

我國高中時也長得很醜，當時滿臉痘痘，不敢交朋友。

後來長大回頭看，當時的我並不懂別人需要的是什麼。我無法讓人感覺溫暖，也是沒朋友的主因之一，不一定單純是長得醜的關係。

以上只是舉例。世界瞬息萬變，祝福大家都能無災無難平安健康，邁向新的生活。

內傷請多愛自己

我有一個患者原本是武術教練。

多年前，他遇到某拳種的老師試功夫，一掌按在他的胸口。

據說那一掌很輕，但這次經驗卻變成他的夢魘，形成一個七、八年解不開的內傷。

受了那一掌後，患者持續呼吸困難，直到去找某世家的拳頭師，服用了家傳的跌打藥酒後，才可以呼吸。

只不過，內傷仍然一直解不掉，常常胸悶難受。

要解這種傷，醫生必須在行氣中搭配呼吸，把病人的筋膜還有氣行對上位，才能一次解開。

他來找我那天，我剛好元氣充足，終於幫他解開這個纏綿已久的內傷。

我也曾經遇到把起脈來，骨頭鬆鬆散散的消防隊員。

我問他平常工作需要搬重物嗎？

消防員說：「要啊，我是扛那種大水管的。」

我說：「哇，那你平常要練一下武，不然用身體力去扛重物，年輕時看似沒什麼，老了之後，傷會進到骨頭當中。」

有時候遇到生活當中造成的傷害，還是會有點心疼。

雖然許多事我並不那麼了解，行行業業都有自己的辛苦，但如果你問我，愛是什麼狀態？

我覺得，愛是一種被接受的狀態，你不用害怕誰說你錯，一種永遠被溫暖包圍的感覺。

被誤解還能怎麼愛人？

有人問我，如果被誤解了，要怎麼去愛對方？爲什麼我總是那個當別人需要幫忙時，才會被想起的人？

我曾經在網路上被攻擊，對方說我醫術差，透過噱頭譁眾取寵，是中醫界應該群起圍攻的對象。

如果過去的我沒有讓這麼多病人跟醫師得到改善跟好處，對方一攻擊，我就倒了。對於攻擊的內容，我不需要覺得委屈，因爲他們以有限的視角在看我做的事。

那被誤解了，還能怎麼愛人？

眞要我回答，我能不能愛那些攻擊我的中醫師呢？

可以的，因爲那些醫師都曾經自降門檻，救了很多需要幫助的患者。

他們替需要幫助的人做事，具有很高的素質，這樣的醫師，你不愛他們要愛誰呢？

如果有些人的行爲眞的很可惡，還能愛嗎？

大部分人其實都有很多優點存在。

比如辦事效率很差，卻很講義氣；不會說好聽話，卻很喜歡你、支持你；喜歡路見不平，卻怕蟑螂。

仔細看，每個人都有很多值得被喜歡的地方。

至於如何避免成爲別人需要幫忙時才會想起的人呢？

答案很簡單：你要幫忙別人解決他們解決不了的問題，而不是幫忙他們自己就可以解決的問題。

如果你一直幫忙別人自己有能力卻不想做的事，到最後不僅會充滿怨念，不做還會被人指控以前你都會做，怎麼現在不做了？

因爲人性就是這樣。只要你掌握了慣性，就知道該怎麼讓自己活得更美好、更值得。

當你一直幫助別人解決他們解決不了的問題時，你就是對方的貴人。

在一直被人需要的狀況下，就會有自信，產生光采、動能、愛人的動力。

不過，要解決別人解決不了的問題也不容易，必須不斷地學習跟付出。

當你扛得起好幾家人，解決家族間的問題，你就是里長；扛得起一個城市時，你就是市長，依此類推。

我的建議是，想想怎麼樣讓你爲對方做的事有價值、有意義。如果不是，就讓對方自己做。

有時候，當你的能力與能量還沒到位的時候，你的愛的確沒什麼價值，對方也不見得需要，這是很現實的事情。

我自己過往也是，很多原本覺得重要的朋友不見了，因爲他們不見得需要我。

但別將焦點往外，先回頭看自己有多少正能量跟思考模式，有沒有發現自己的優點，並將之擺在對的地方。

每天進步一%，三百六十五天後，你會發現你很愛自己。而當你某個地方有了進步，身心靈自然會同步進步，從來不曾分開。

最後，也可以選擇躲起來進修，讓自己更有能力。

了解意念運作法則，活出自己的色彩

當人體的能量高，就像乾淨的播放器，散播出去的想法都會成眞，因爲你是純粹的能量體。

但當身體有能量阻礙時，散播出去的光會變成折射或反射，事情就跟你想的有落差，或者阻礙重重。

有人說，能量阻礙是一種黑氣，反應在眉毛的正上方三到五公分的地方。有人說這是一種業力，會影響善念的投射，所以要學習淨化自己。

最好的淨化就是學習自我覺察，讓身體越來越健康，心靈越來越自在，自然就能活出色彩來。

生活中的不健康或不自在，心靈不自由、受限等，都有相對應需要淨化的地方。修改生活習慣、修改觀念、修改習性，原本折射的地方，那層濾網就拿掉了，便能覺得沒有障礙，才能喜歡屬於自己的人生。

人際關係突然發生障礙、好友變仇人，其實都是彼此有相對應的黑氣，讓眞實到不了對方心底，互相收到的都是折射、反射的訊號。

此時，就算你說話很大聲、很用力，對方也聽不見你想表達什麼。

夫妻關係也是這樣，昨天很甜蜜，今天卻感覺另一半聽不見我心裡的話了，聲音就越來越大。

發生這些事的時候，不急著解釋處理，到磁場好的地方或大自然走一走，或者找個身口意清淨（行動時尊重別人、不口出惡言也不說他人的壞話、起心動念均善意）的導師諮詢，透過種種方式淨化一下自己。很多事情，訊息收得到，就解開了。

要做到身口意清淨並不容易，我也還在學習中，**本書提到的洗脈輪方法，正是一種身口意清淨的方式**。每日練習，漸漸地會感到心胸開闊。

人生就是學習處理這些障礙，把過去對方聽不到的聲音傳達出去、想表達的愛表達出去，然後淨化自己，分分秒秒展現出眞實與善意。

當別人收到你的暖流，彼此互相溫暖，那麼，你就活出了自己的淨土。

屬於你的跑不掉，我們，都已經得到了

有朋友問我：人生沒有目標怎麼辦？

以前我覺得很難回答，現在覺得人生目標不外乎身體健康、事業順利、感情圓滿、家人和諧。之後可以開啓智慧，有夢想去實踐、探索過去自己不知道的事物，一步一步地提升靈魂的深度、廣度，還有光亮程度。

身體不健康的，找方法、找人問、找觀念修正；事業不順利的，找貴人、找建議、找方法；感情不圓滿的，檢討個性、修正觀點，一步步地修改；家人不和諧的，想想怎麼樣可以互通觀點溝通。

即使人的思想再怎麼轉變，觀念再怎麼正能量，一樣會遇到逆境。逆境的時候用正能量去面對，化解的就快，後遺症也少。硬碰硬常常是雙輸。

當逆境來臨時，往往也是我們自身過去或現在累積的小小負能量，慢慢變大引發而來。此時不抱怨，轉變自己，用正向態度面對、改變自己。

我常告訴自己：被罵一天，消一天的障礙；被罵一年，消一年的負能量。

被罵久了，人人都會知道其實你很好，或者你過去不好，但有在改變，不是外面所說的那樣，你獲得的將更多。

老子說，委屈的人最後往往可以得到保全，就是這個道理。因爲人性是不變的，都有同理心，希望自己被尊重、被愛、被理解。

醫病關係是假裝不來的，沒有醫術，即使是親生父子，都不願意讓你經手。一個人能受人信賴，一定有他的底蘊在，即使可能有缺點、弱點，但一定有値得學習的地方。

政商關係也是假裝不來的，沒有誠信的長久經營，超過十年，便不再有人支持。因爲好運不會支撐太久，只有人品可以幫助你度過人生的高低起伏。

因果關係也是逃避不來的，我們過去或者現在做錯什麼，提早修正改過。上天有好生之德，都是在幫助我們更圓滿、旅途更舒坦，讓更多人照顧你、喜歡你，願意與你同行，人生就會精采有力量。即使孤單一人，你也會覺得問心無愧、心裡有光。這種感覺眞的是太棒了。

改變人生，只能從自己做起。當你一步一步地做對，身邊的人就會一直改變、一直換。

喜歡說是非的人不見了，身邊都是可以給你忠肯建議的人；喜歡扯後腿的人不見了，身邊都是彼此鼓勵欣賞的人；喜歡從你身邊奪取什麼的人不見了，剩下的都是樂於付出、優於接受的人的時候，你就活出了自己的人生天堂。

我們之所以常常遇到不舒服的人，是因爲某種角度上思考有盲點，也不一定能帶給別人穩定與舒服，而引起了反彈。

任何優點，執行方法、過程、時間點不對，也會變成缺點。所以面對的人很重要，時間點很重要，方式很重要。**付出的心意路徑要正確，才能眞正幫助我們達到目的。**

沒有誰是旅途中的孤獨者，有缺點，我們才會相遇；有優點，我們才會同行。

當人生走到一個階段，身邊的人會漸漸轉變，長大了，彼此的目標就會改變。

漸漸的，我也體會到無欲則剛的道理。

我們常常想要有目標：要買房、要存多少桶金、要爬上什麼位置。

但現實往往有許多意想不到的挫折，只要你渴望的東西別人也想要時，就會出現很多問題。

所以我改了一個目標：食天之祿，一切都是老天爺的恩典。

我不再給自己立什麼目標，因爲屬於我的跑不掉；而跑得掉的，表示我沒能力處理。

有個故事是這樣：

兩個秀才去考試，屢考不中，他們就去拜文昌帝君。

後來考了幾次，還是沒考上，他們氣到去廟裡把神像推倒。

之後，秀才夢到文昌帝君託夢說：「你們前世只累積一些小福德，中秀才是命中本有，但卻怨天尤人，不懂上進反省。」

這也讓我想到很多，也許我們覺得自己做得很好，應理當如何，但其實我們已經得到了，而不是上天沒給。

這樣轉念後，人就會很清涼舒服。我已經有經典可以學習讀誦，可以調氣轉氣，還能幫助別人，其他的還要多求什麼呢？

每位老師的故事，都是無價之寶。

每段過去都不是昨天，而是今天的養分。

希望每一個我認識的朋友，大家都能生活得很好，開心、健康、快樂。

用愛的節奏，走健康的路

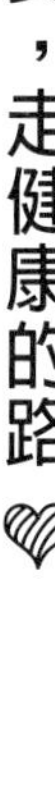

平日除了研究中醫，我也喜歡接觸不同領域的知識。

看著不同的理論與觀點，有時重疊、有時交錯，其實頗有趣。

在最近看到的文章裡，有本叫作《全人療癒》的書，其中一篇講內在小孩的故事，勾起我的興趣。

書中將內在小孩分成七種類型：濫好人、高成就者、諧星、崇拜英雄的人、保衛救援隊、低成就者、管家。

看到這個分類後，再看看我們的生活，人生好像真的是提早編輯出來的。

我想這樣演，你想那樣演，如此，許多酸甜苦辣又是另一種體驗跟看法。

最近也剛好在吳若權的《其實，你不是你以為的自己》一書，看到一篇文章。我想，很多朋友在生活中都會遇到類似的情況，因此節錄片段與大家分享。

書中說：

「遇到不友善的對待時，學著放下是非對錯的批判，同理對方的動機，回來看護自己，療癒所遭受到的傷害。別急著批評對方或責怪自己，這樣不但無濟於事，浪費心力，還會受困在原地，錯失前進的機會。

碰到蠻不講理的人，你只需同理他的情緒，不必同意他的內容。他的邏輯、他的修爲、他的業力，都跟你無關；與你有關的是：你的情緒，以及你的回應。

若被對方的不友善所刺激，你就開始生氣，你就感到受傷，你就要攻擊對方，你就選擇保護自己……然而你眞正需要關心、需要處理的，並不是對方的言行，而是你的這些反應。因爲，這才是你的課題。

面對批評、背棄、反叛，你確實需要自省，但不需要自責。你需要負責，但不需要咎責。」

很美的一段話，也讓我深深感動與思考。

許多事情發生的當下，我們常會立即判斷自己是否「做對事」。但如果將時間點拉長到五年、十年來看，我認爲有一種做對事，叫做健康的做對事。

就是這件事情發展下去的未來，也要是健康的。

在我年輕的時候，遇事總喜歡衝衝衝，有時卻換來不健康的結果。大概到三十七歲左右，我的人生步調才緩下來，開始慢慢來，不求快、不攀緣，學習把樹根扎穩，因爲樹根穩，才有能力面對外在的風雨。

愛也許沒辦法解決所有的問題，但現階段我覺得，**用愛的節奏走下去的路比較健康**。

生命中的挫折，除了帶給我們反省，也帶來許多新的視野。有時候念頭一轉，一切就會不同。就像以前患者送的禮物太多，我常覺得不知道該如何整理，但其實每份心意都要好好的回應跟重視。

當有人傳達愛給你的時候，請打開心看著，因爲人生中傳達愛的時間也是有限的。當不順、遭遇人生瓶頸的時候，一點點愛都很珍貴。

現在患者送我的東西，我都會珍惜地留著。

喜氣，就是許多善良的意念送到你面前。

貴人，就是當初對待他人一念眞誠的招感（招來的感受，例如下雨在街上看到老婆婆沒帶雨具，於是將雨傘給了婆婆，此時心中有一股暖意流過，這種暖暖的感覺就是招感），對人做了好事，也招來貴人對你做好事。

我曾經看過一個跟美國第三十四任總統艾森豪有關的故事：這故事發生在他年輕的時候，當時艾森豪在二戰中擔任盟軍駐歐洲最高統帥，要從法國一處搭車回總部開緊急會議。天寒地凍中，看到一對法國老夫妻坐在路邊，艾森豪請司機停車，想知道發生什麼事？原來，這對老夫婦要去巴黎看兒子，但車子卻拋錨在這人煙稀少的地方……

艾森豪怕他們凍死，於是請老夫妻上車，載他們到巴黎再回總部。而他未曾想到，就是這個善念，改變車子行駛的動線，也救了自己一命。（原本敵方安排了狙擊兵要在途中暗殺他。）

競爭對手，也是自己的一面鏡子。人生到了某種時刻，就是在切磋中求進步，放下競爭輸贏的心態。

人生有太多種面向，不可能人人都一樣。每個人都千瘡百孔，需要的鑰匙孔也很多。

所以觀念開，才能引導通透。

我也要放下以前的個性，走向更大的自然。

以前想成佛成爲大導師，後來覺得每個人都是彼此的老師，再後來更覺得每個人都是自己的老師。最後發現，原來什麼都不需要做，只要聽其自然。

與本能同方向生活，就會感到輕鬆

現代許多人受文明病困擾，總是睡到半夜就醒來，或是常常出現焦慮、憂鬱等症狀。

這些狀況是怎麼發生的？

想像人體有動能跟位能兩種型態在變化：動能就是讓你動，位能則是讓你儲存，像發電機一樣。

從位能轉變成動能，就是腦中某種高能量變化成興奮類的激素，讓人從安靜變成活潑清醒。

反過來說，從動能轉成位能，則是將興奮類的激素，轉變成讓腦部安定的神經胜肽。

這兩個過程決定了你現在要活動，還是進入休息狀態。

人類必須保持清醒，是因爲內在有生存、繁殖、消化等，想變得更好更完整的本能，這就是人生的基本藍圖。

所以，跟生死有關的事情，會影響休息跟活動之間的變化；跟生殖系統有關係的，也會影響；消化功能差，也會影響；甚至連生活沒有目標，都有影響。

因此，婦科疾病會讓你半夜醒來，因爲影響生殖機能。

胃食道逆流也會讓你半夜醒來，因爲影響消化機能。

明天考試預測自己考不好，也會讓你半夜醒來。

搞清楚根本的模式以後，便不會再用疾病的想法去解釋身體了。

當人的本能受影響，所有事情都會亂掉。

憂鬱問題也是如此。

爲什麼人會感到憂鬱呢？

當動能不夠的時候，對所有事情就沒有動機，因爲沒有動能了。

此時，腦部唯一的訊號就是：沒路用了，休息吧！

這是很強烈的訊號，發生時，你的位能無法轉換，動能就無法發生。

焦慮狀態也是，當身體必須同時處理太多訊號時，就會變得雜亂。

身體總是介於要做、不要做之間，長期如此，整個人就亂掉了。

這很像有兩個長官，一個要你往西，一個要你往東。儘管你很想協調，但長期下來，先崩潰的往往是自己。

或者，你想宅在家，又怕自己沒錢花。

如此長期處在自我矛盾中，身體不知道該動還是不動，這種內耗是最大的。

當你把這些問題，從單純的身體狀況，提升到根本的核心狀態時，會發現大部分的問題，其實源自於環境、生活，還有思考模式。

當能量低的時候，所有能量低的東西就會開始跟你共振。從此，莫名其妙的事情開始變多，甚至別人不會遇到的病因，你都莫名其妙地遇上了。

那要怎麼樣提升能量呢？

生活久了，我想許多人會發現，獲取能量的方式通常到某個程度就沒效了，最後都要回歸到養心。

我們知道要永離殺生、偷盜、邪行、妄語、兩舌、惡口、綺語、貪欲、瞋恚、邪見。

有些人會說，可以常講「請、謝謝、對不起、我愛你」這四個詞。或者經常感謝主、讚美主、我愛我的弟兄同袍等。

從核心來看，這些都指向同樣的邏輯，就是：對待別人時，要像對待自己一樣照顧。

高能量並沒有什麼太難或了不起的，當身邊的人都跟你一樣彼此愛護，就不需要時時刻刻維持高能量。

當身體不需要那麼高的能量，反而會自然而然地獲得更多高能量。

看完這篇文章後，不妨花個時間寫下自己想做的事情，清楚去了解跟體會你想做什麼？

找到自己的本能，並找到跟本能同方向的生活方式，就會生活得很輕鬆。

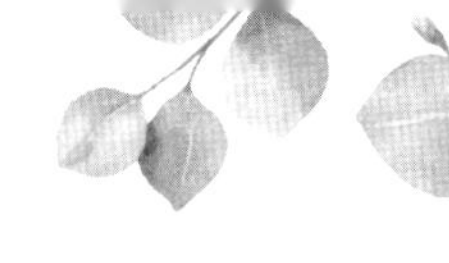

第二章
不順時，這樣思考

我們從小到大，接受某種觀念，久了成爲信念，再久就成爲習性；如果未經覺察，認爲自己是對的，便容易成爲執念。

正因爲這些習慣、信念、習性，造就了我們思考和生活的模式，像倉鼠跑圈圈一樣，被困住時，想破頭也不曉得如何找到出口。

本章將以故事來告訴讀者朋友，當我們遇到不順時該如何思考，從圈圈中找到出口！

夢想與身體的配置，剛剛好就好

一位患者來到診間提到：長期覺得頭部被綁住，過不去，很痛苦。把過脈後，我覺得這是一連串很大負擔的夢想造成的。

當你創立了夢想，此時所有身體部位，看得見的、看不見的，都會開始運作，支持你的想法。

比較直觀的例子是，一想到吃、就分泌口水；想到雲霄飛車、腳就會變輕。當你有了負擔很大的夢想，如果身體配置還沒協調好、做好準備，頭部就會迎來很硬的結構反應。

後來有陣子患者輕鬆了一些，我的建議是，先專心做好眼前的事情。不要一下子想那樣，一下子想這樣，什麼事情都想做，而且都是消耗許多資源的事情。

人有夢想，我覺得是好事，但要符合當下的時空、環境，讓自身的狀態與正能量相應。

如果處於負頻率時，發夢說買大房子，且要馬上完成，往往就是帶自己走向更沉重的負擔而已。

另一位患者則是修行人。

她來尋求建議，我請她找好老師跟著，以某法門爲主深入，其他都是過程。如果過去的方法不適合自己，就換個方法。

於是乎，她每天這樣改一下、那樣改一下，說今天哪個人說了什麼，昨天誰又教了什麼。

我想了想，又再提示她重點：找到好老師的過程不能求快。在找到適合的老師前，可以先用比較安全的方法自修，了解看看。

修行人聽到後又問：怎麼樣的感覺才叫做好、網路教學要怎麼做更好等。

在這次互動的經驗中，我學到兩件事：

第一件事與安全感有關。有時候簡單的事情，反而很困難，因爲我們會被自己的沒安全感綁架，想做很多，卻無法體會。這就像人在溺水時，無法正確判斷情況。

若是以前的我，遇到無法聽道理還一直問的人時，內心總會不解：「爲什麼要問這麼多？」

但現在的我明白，當缺乏安全感時，人會感到不踏實、空空的，才會一直不信任自己。

第二件事情是我明白，在生命中，沒有可以照顧到所有人的英雄。有時候，我們只能盡力去照顧那些能照顧到的人而已。照顧不到的，或許是我的方法沒辦法幫助他們打開心中或者腦海中的結，但我相信在這個時空中，即使我不是那把鑰匙，仍然會有其他適合的鑰匙。

兩性關係與腎氣

在診間，患者的問題各自不一，當中不外乎有對於異性的幻想。以下歸納幾個需要提醒大家的部分。

生殖機能的活化與腎氣有關，而腎氣沉的後遺症就是：思考變遲鈍、動作不協調、失眠、長期腰背痠痛、四肢瘦弱不長肉、臉上沒有光采或像蒙層灰、口氣變重、異性緣變差、短氣咳嗽、泌尿道發炎疼痛癢熱、聽力減退、耳鳴不孕等，更嚴重會變成難治的皮膚病。

腎氣是身體能量最高的氣，用在養生，就會年輕自然、活潑自在；用在男女情愛，一旦過了某個界線，便會開始老化，呈現前文描述的腎氣沉後遺症。

近來，剛好有患者因爲過度沉溺於兩性關係，無法停止對異性的想法，不曉得該如何是好。

我的做法是，除了先幫患者針灸，暫時幫她把經脈回到原位，更重要的是請她開始轉變想法，不過度沉溺，疾病才不會復發。

過去，她因爲長期沉溺兩性關係，導致說話不清楚、臉色暗沉、思考不連續，表達能力跟外在都變得比較差，接連著事業運、學業、人際關係也都跟著變化。腎氣一弱，中脈這條掌管福報的脈也就跟著失去能量，自然常出現事與願違的情形。

男性也是一樣。目前因爲風氣開放，網路上很多引導情欲的影片或文章，但心中要有界線：這麼高的能量如何運用，端看自己的智慧。

或許，看看兩性關係很多、很亂的人中年後的狀態，再問問自己，這種狀態是不是你要的？當作借鏡。

尤其是家有青春期孩子時，要給青少年一個觀念：可以探索，但要有節制。不然中脈能量一旦低落，也會影響考試跟學業。

人生的命脈由自己抓取，你將高能量運用在何處，何處就會高能。

如果是我，當然是選擇看起來年輕自然、活潑有光采，人緣好，諸事平順，讓自己開心。

至於如何照顧腎氣？

腎氣其實跟壽命的長短有關，除了生理上的照顧外，越利益他人的生命，你就越有正能量。除此以外，不斷除去對他人的壞念頭，不管是實質上還是心理上的，才能維持自己的通透。

在拙作《養氣》與《養心》中，提到肚臍採氣、地椿等方法，可以補強生命力。但在練習時，有個前提是，不能做出傷天害理的行爲，有前科，練氣是練不起來的。如果有犯，及時改過，並勸他人，身上才會有正氣。

有了正氣，練功才會對身體有幫助。

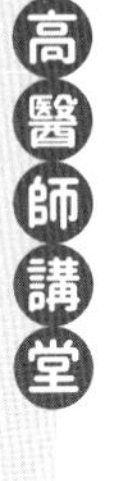

親密關係與自然律

早期的中醫提到，一年當中有四個特殊的日子不適合行房，分別是立春、立夏、立秋、立冬等四大節氣的前一天。

這四天稱為四絕日，是萬物能量閉鎖的時刻，建議不要行房，會對身體造成很大的負擔。

或許有人笑這是迷信，我認為這些自然律是人類科學未能探索到的地方。科學目前大都研究短規律，很難了解中長期的規律。

既然早期的中醫如此重視這四個日子，我想寧可忍耐一時，也不要不小心犯了，得修補很久。提供有緣人參考。

存下你的福報存款

二〇二一年，我遇到因台股大跌而損失慘重的患者。

這位患者信奉佛家思想，他問我：每個人有多少財富是否都是註定的？

我回答，就我目前淺薄的認識，我覺得是的。

這一切決定在自身的能量；能量高，才能做出過人的判斷，也才扛得住。

所以，**取跟自己匹配的福報就好**。

學佛的人買股票，心態要放在投資好公司。

用好公司賺錢後，分利潤給我的心態來做，才符合生命藍圖。

因爲內在喜歡佛法的人，本質並不愛掠奪他人的東西。

如果採取快進快衝，賺取快錢的策略，等於心態有了掠奪性。

因爲想法與內在的藍圖不一樣，即使賺到了，也擁有不久，而且很快就會透支。

患者聽完後，整個人豁然開朗，對賠錢的事也釋懷了。

從我年輕時就常聽到一個關於兩性的「千年考古題」：麵包與愛情只能二擇一時，你選哪一個？

至今這個問題仍然存在著。

有一次朋友來看診，把脈後，憂心忡忡地突然嘆了一口氣問：「如果結婚的對象沒存款怎麼辦？」

朋友煩惱著心儀的人沒錢，將來怎麼生活？可是，又好想跟對方結婚！我說：「你眞正的存款其實藏在看不見的地方。該是你的跑不掉。這樣去計算未來是算不準的。」

眞正該努力存取的，是「福報存款」。

你的福報夠，即使另一半不會存錢，仍然會有其他管道。

如果福報不夠，即使另一半很有錢，最後你仍會兵敗如山倒。

會這樣說，是因爲這些我都親自經歷過。

年輕時我也非常積極地想賺錢，後來才體會到，眞正的存款該存在福報存錢筒裡，累積陰德，多幫助弱勢。

順的時候捐一點，不順的時候捐兩點，反而發現自己總是路途順遂。缺錢時，也總是有其他管道貼補家用，後來就越來越不缺了。

而且我發現，自從開始不那麼計較後，我開始感到快樂。快樂會帶來好能量，能量高了以後，許多判斷就越來越正確，基礎便更穩固。

無病、無痛、無煩、無惱，就是人生最大的幸福！

將受害者心態轉化為促成者

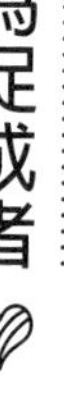

曾經有人說看不出我經歷過這麼多挫折，以為行醫到出書都一帆風順。說真的，表面光采都是表面，暗地裡不知道吃了多少苦頭呀！我相信不管是誰都一樣，每個人的心理壓力跟創傷都差不多，只是誰比較快走出來而已。

回頭來提其中一件事。這是關於我被捲款的故事，雖然已經過去好幾年了，但我的心得或許會對一些人有幫助。

以前發生這些事，會覺得自己是受害者。

但現在，我覺得自己是促成者，因爲我沒有設計出避免對方犯錯的制度。人生很多挫折，如果可以脫離被害者的角色，將責任放在自己身上，許多事情會運作得更快。

往往，也是你將事情放在自己身上，才會努力積極地去解決，並在過程中增長智慧。

以上司欺負你爲例好了。被主管欺負的你，是受害者角色。

但如果換個角度，改用「爲什麼沒能力保護自己」來看呢？

平常你有沒有在工作外進修，讓自己出類拔萃到公司沒你不行；有沒有多認識良師益友，在必要時可以透過種種途徑來協助你；即使沒了這份工作，有沒有其他生活的方法等。

這就是將責任放到自己身上的視角。

安逸有安逸的優點，相對的缺點也多，可能僅僅幾個月，生活就完全變樣。

能量高的人，會盡力完成別人的夢想，只有能量低的人，會一直想方設法把別人拖住。

大方地支持跟你同質競爭的人吧！也許你不是現在有收穫，或晚一點才進階，但支持的人多了，未來擁有的助力將與現在完全不同，甚至有一天會獲得意想不到的成果。

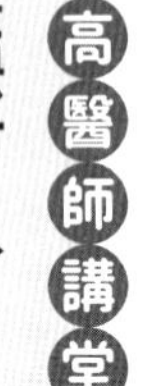

濫好人

某天患者問我，如何不做濫好人？

患者看起來很親切，脾氣也很好，許多朋友喜歡向他吐露心事、找他幫忙。

「高醫師，你覺得我是不是濫好人？」患者問。

對於濫好人的定義，我的想法是：幫助他人之後，對方也感受到你的溫暖，改天遇到別人求助時，也會伸出援手。那麼，你做的事，何濫之有？

再舉個例子：我們常接到詐騙集團的電話，高能量的人在面對詐騙時，很有可能會在這通電話中關心對方，溫暖對方的心，說不定因此改變了一個人。

我相信沒有人想當爛人、做壞事，只是沒遇到對的人、對的事。世上每多一位傳遞溫暖的人，一念真誠，互為貴人。

溫暖的力量比什麼都強！

不順心也有對治的SOP 

有個女生在前公司被欺負，導致背債、被整、被討厭等諸多問題，這困擾了她長達二十年。

簡單整理一下，就是諸事不順，感覺全世界都逆著你來。

遇到不順心的事情，SOP是：

(1) 懺悔。

(2) 接受。

(3) 重新來過。

道理很簡單，但很多地方會卡住。

比如，爲什麼要懺悔？明明都是他們害我的……爲什麼他們沒有報應？而是我要重新來過……

是的，要了解眞的很難，因爲沒有切身經歷過，無法體會這是自己一手造成的。

數年前我在創業期的時候，把跟銀行貸款借來的錢拿去投資，結果有一半被捲款，所以現在仍是負債狀態。

當時我也是滿肚子牢騷，覺得好朋友爲什麼要做這種得不償失的事情？好朋友不是因爲信任才在一起的嗎？

不管怎麼說，我當初也認爲自己沒錯，覺得自己是正義的一方：信賴朋友、講義氣、重感情，有什麼錯呢？

但我現在不這樣想了。

首先，也許事情的起承轉合不光是現在。

也許更久遠以前，我也曾經這樣對別人做過，只是現在自己遇到了。

再來，因爲懶得動腦，只喜歡做自己喜歡的事情，導致很多漏洞。

喜歡體力上的耕耘，而放棄智慧上的耕耘。

第三點，明明是自己的人脈，卻無法防止這種事發生，大概是自己認人不清，沒多花時間眞正跟別人相處。

認眞檢討起來，許多環環節節都是可以改進的。

有部卡通在講十善業道經的故事，我看了以後突然恍然大悟。

我們想要的東西其實很簡單：人生不就是要端正莊嚴、他人喜歡跟你講話、財富自由、長壽、不被受限而已嗎？

說穿了，人生要的不多啊！

要獲得這些的具體做法也很簡單，就是不斷地做好善業。

也就是遠離殺生、偷盜、邪行、妄語、兩舌、惡口、綺語、貪欲、瞋恚、邪見這十件事。

以前看沒什麼感覺，現在看卻覺得處處是學問。

是啊，做人哪有那麼難呢？

管好自己的嘴，管好自己的下半身，管好自己的腦，管好自己的手，不欺負任何生命，就這樣而已。

最後來談談吃葷或吃素的問題。

如果你的生命狀態視野，是整個廣大的生態系，希望大家看到你都不害怕，老虎看到你也不會傷害你，就必須吃素。

修爲到了某階段，是連生草都要愛護、不去踩的，更何況是活生生，會害怕、恐懼、擔憂的生命。

沒有任何有生命的東西，不害怕取走自己生命的人。

己所不欲，勿施於人，這句話已經講完所有的人生道理。

所以不管發生任何事，直接重新來過吧！

因爲能量低，導致許多狀態不圓滿，這些事情才有機會發生在你身上！

所以，只能期許自己可以透過上述原則，讓自身莊嚴圓滿，人人看到都喜歡、敬重你，久了自然而然，有的沒的衰事就不會跟你有關係了。

我是這樣想的：我們掌控不了別人的心跟嘴跟行動，但可以掌控自己。自己可以改變的，掌握在自己手上。可以複製的事情，就是章法。有章法才能擴大爲規矩。有規矩，才能撐起屬於自己的一片天。

雖然目前的你，或許沒能力處理當下的狀況，當到達新的境界，你所看到的都將是平原，不急著在現在就要一步做好。

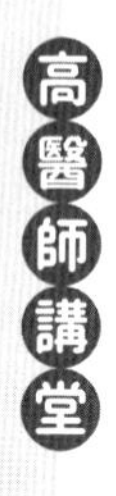

過敏體質與慢性發炎

有過敏體質的人，或許都曾經歷過令人困擾的時期，像是蕁麻疹經常復發，不知道日常生活該怎麼保養等。

皮膚病是很常見的問題，也因為看得到、摸得到、感覺得到，卻沒有有效方法，使得患者需要到處看醫生。

皮膚病為什麼這麼困難？我用我的角度來分析一下。

基本上，許多皮膚狀況，用抗組織胺或類固醇擦一擦、吃一吃就會好。很少復發的，不是我們需要討論的範圍，因為吃藥快又有效，這些人並不是會來找中醫的族群。

根據過往的經驗，最常見的蕁麻疹是因為子宮內慢性發炎、腸胃道慢性發炎、胸腔慢性發炎，或是血管慢性發炎，才容易變成慢性、且一般藥物無法輕易治好。

治療上我通常會把脈，看脈位點在幾個基本病位處是否有訊號。

有的話，就知道推測合不合理。

之後，透過觸診感受局部穴道的張力，判斷身體內究竟是濕氣比較重，還是寒氣比較重，或是熱氣比較重等。

最後，再給予相對應的處方。

另一個方法，是用氣功直接感受患者身上衛氣缺損的部位。

衛氣是保衛身體磁場的氣，又稱為乙太體、精微體（第三章將再提到），是保護身體磁場的氣。當衛氣被干擾時，身體會不舒服，覺得領域受到侵犯，身體重重的、刺刺的；或者有髒東西、甚至聽到其他意識在跟自己說話。

和衛氣相反的是營氣，營氣讓人身體舒暢、有動能。

知道哪個地方的防護效力低下，就把那邊修補起來，這也是我常用的方法。

內經中有一句耐人尋思的話：「諸痛瘡癢，皆屬於心。」

這句話很有意思，因為它跟現代醫學發現的血管擴張有異曲同工之妙。

所以如果是接觸到某些食物或藥物而導致皮膚癢，除了用過敏解釋以外，我也會用藥物引起的腸道慢性發炎來解釋。

遇到水引起皮膚發炎，我會用濕氣來解釋。

遇到天氣變化，或者低溫高溫引起的皮膚反應，都可以用中醫的寒熱來解釋。

遇到情緒壓力產生的皮膚癢，我會用腦部的慢性發炎來解釋，因為有越來越多證據顯示，腦部的輕微發炎反應會引起很多現象。

發生在肘與膝膕後側的皮膚病，則很可能是肺部的問題。

以上例子看不懂沒關係，就我目前的治療經驗來看，當皮膚出現問題，就代表身體某個地方慢性發炎了。

只要把這些部位找出來，距離根治就會再更近一些。

好好說話與感謝

引言中，我寫到自己創業的心路歷程。

提到創業，不免讓人想到格局。

人人都希望自己的格局又大又寬廣，但格局是什麼呢？

我認爲，格局就是你想對誰好。

如果只想著對自己好，視野就只在自己身上。

連帶著，所有訊息跟表達方式，只會圍繞在與自己有關的事物上。

當你想讓員工安居樂業，就會開始專注在如何經營團隊。

而當你放眼到全世界的人類利益時，可能會開創一家清潔海洋公司，並讓全世界對你致敬。

格局來自於你想對誰好的眞心誠意。

想通這一點以後，不僅很多新的願景跟事情可以去設計、思考，也讓我走出現在視野以外的世界。

在創業之前，大部分人如你我，都是別人的員工。

有些剛畢業或正在面臨轉職抉擇的朋友，可能會想知道與工作運相關的問題。

其實並不存在什麼工作運，只在於自己的心念，你有沒有因爲想用心超前部署而做好事情。

運氣是短暫的，有效的是永恆的歷史重演。

跟讀者分享網路上流傳的小故事：天上掉下來的，不見得是禮物，但天上如果掉下來機會，應該提早準備，把機會留著。

在我遇到的成功人士中，的確也看到許多人的幸運來自努力和用心。

用心，也是格局的一種。

如同一開始提到的，格局就是你想對誰好。

過程中，也少不了好好說話與感謝。

人學習說話，是因爲要表達想法，自己的想法自己最知道，所以話是說給別人聽的。

既然是說給別人聽，就要說到別人聽得進去，而不是只說自己想說的。

有些話，提點一下，改變了他人，對方也把你當一輩子的恩人。

有些話，老是重複提，聽煩了，就變成一輩子的仇人。

正所謂小恩養貴人，大恩養仇人。

家人供你吃穿，最後反目成仇的比比皆是；在你窮途末路時請你吃個包子，你卻會記一輩子，說對方是你的大貴人。

人生中類似的事情很多。所以，討厭一個人的時候，不妨好好想想，我討厭對人了嗎？

而在感謝一個人的時候，不必想太多，說謝謝就是了。

不妨聯絡那些曾經因爲小事而分開的人吧！也許背後的眞相，只是因爲一時的感覺不好受。

不見得要回到過去，但至少不要有遺憾。

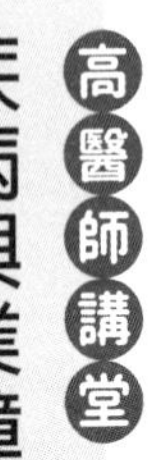

疾病與業障的關係

疾病與業障的關係是什麼呢？生病的人有業障，沒生病的人就沒業障嗎？

人體有基本的核心能量，可以循環全身。

當能量在某些環節中斷時，就會形成疾病。

而這個環節的中斷，就是負能量。將負能量統稱為業障也可以。

吃錯東西是負能量，思想不穩定是負能量，房子有路衝也是負能量，甚至許多未知的世界都是負能量。

如果將每一世的轉世或重生，將片斷思想都想成一種連續性的思考，代表每一世的生命，都是你自己。

我們再將這些連續性的生命，視為一個很大的「你」。

這樣來看，每一世造成的能量斷點，都會影響現在的你。

所以，有些人明明什麼都沒做，一出生卻有了奇怪的病，就是連續性的大生命體讓能量斷點出了問題。

沒生病的人不是就沒有業障，而是生命基礎能量目前還夠使用，沒造成足以困擾生活的能量斷點。

通常會困擾生活的，才會稱為病，不然就是一種缺點而已。

你也可以觀察許多福報很好的人，他們身上是不缺氣的，基本的能量夠，學什麼都快。

而這個能量在每一次生命的開始或結束時，就會重整一次。所以才說要做好事、累積正能量，因為這些會一直跟著你。

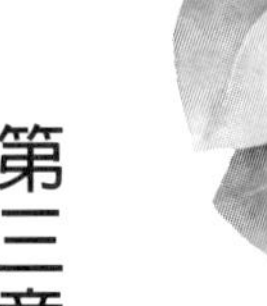

第三章 最簡單的幸福功法：迎回能量的方法

在《養氣》及《養心》出版後，我常被問到：還有沒有更簡單的幸福功法？有的。

這次教大家的功法有兩個：一是練身體結構的「叩齒站樁法」；二是氣功中的基礎「洗脈輪」。

兩個功法可說是相輔相成；洗脈輪洗出好能量，同時也要將身體結構練好，才容易留得住好能量。

知道脈輪嗎？

人體有七個脈輪，當我們把七個脈輪打開之後，就算不練其他武功，而是練跳舞、練其他法門，也會感覺更有底氣、更有能量，也更容易學習。

覺得人生不順嗎？生活有壓力嗎？有經濟來源的憂慮、有夫妻關係或人際關係的困擾嗎？或者，覺得自己多愁善感的人，都可以多練習接下來的脈輪淨化法喔！

快速有感的練身法：叩齒站樁法

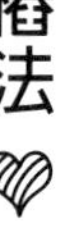

人從一出生就開始走向老化。

當腳開始覺得冷、關節卡卡時，會知道「要注意了」！

除了喝溫熱水、泡腳、蓋電毯、穿厚襪子等外在方式讓腳保暖外，站樁則是靠自己規律練習、一段時間後就能讓腳熱起來的內在方式。

站樁並非全然無風險，好的站樁，關節必須是可以靈活、輕鬆活動的。

讓我們來想一下「太極拳」。

你是否會立刻想到「一顆大西瓜，中間切一半，一半送給你、一半送給我……」，這其實就是站樁，也是無極生太極的概念。聽起來容易，但要做得輕鬆靈活需要功夫。

接下來，讓我們一同跟著書中的步驟，扎扎實實地練習叩齒站樁法。

身體的結構中，肩膀及胯的放鬆非常重要。

人體的骨頭原本是對稱的，許多生重病的人，身體的骨架會不對稱，尤其中風的人，頭骨的角度會變。透過站樁，讓骨架漸漸往好的方向呈現。

當胯下鬆，會陰及相關的脈就會流暢；肩膀鬆時，脖子也會跟著鬆。

透過膝蓋的角度，讓肩膀和胯可以循環流動。

再者，腦部一定要維持活躍，手肘相碰，按摩耳朵，氣會往上衝；再透過叩齒讓氣散開，最後以氣沉丹田收功。

這個站樁方式一次就能練到肩膀、髖關節、骨架、腦縫、耳朵。

有一次學員問我：「高醫師，學了這套站樁法之後，是不是就可以像電影演的，別人怎麼推都推不倒？」

不是喔，我在本書所教的站樁，目的是練健康。如果希望練推不倒，還是要向其他氣功師父學習。

步驟一：頂天立地

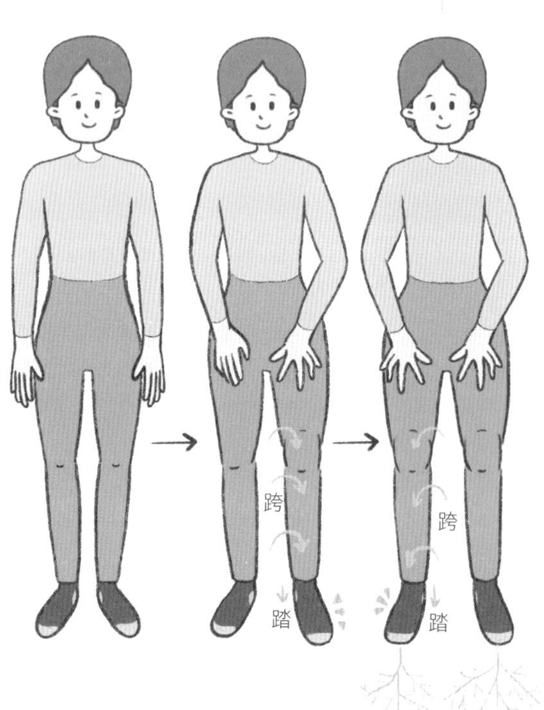

動作①：**左腳穩穩地踩地，右腳穩穩地踩地。**

動作②：**調整身體站姿，脊椎挺直，從頭到腳呈一直線，與天地連接。**

愛的小叮嚀：**雙腳距離不需要太遠，與肩同寬就可以，自己感覺不緊、不卡卡的距離就好。**

踩地時，想像雙腳像樹根一下，穩穩地踩入地裡。
如果很難想像，不妨看一下相撲。
選手們一開始是不是會分別跨出雙腳踏地？有一說是要鎮邪，有一說是暖身。在我看來，這個動作也是站樁的一種，同時還可植入意念：左腳如同樹根踩入大地、右腳如同樹根踩入大地，穩穩地面對接下來的比賽。

步驟二：雙膝併攏

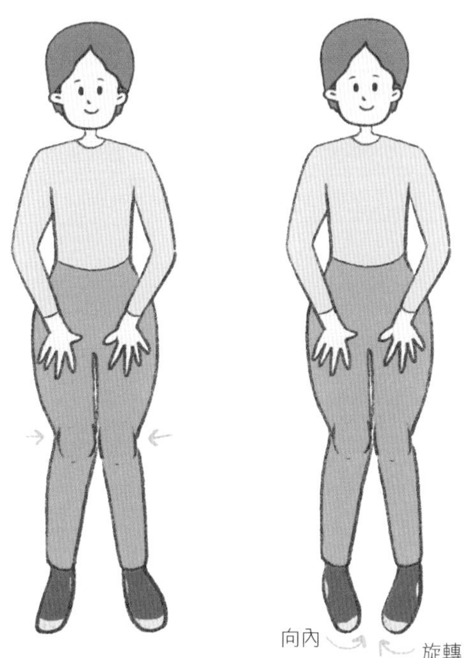

動作①：雙膝輕輕併攏。這個動作跟蹲馬步不同，所以無須蹲太低。

動作②：雙腳腳趾微微內旋，類似微內八的姿勢。做這個動作時，請感覺力氣從膝蓋往會陰上走，有提肛、夾緊會陰的感覺。感覺腳到會陰的張力是緊縮而連貫的，這一點很重要。

愛的小叮嚀：提肛不需要太用力，如果覺得勉強就放掉提肛。

步驟三：雙肘靠攏

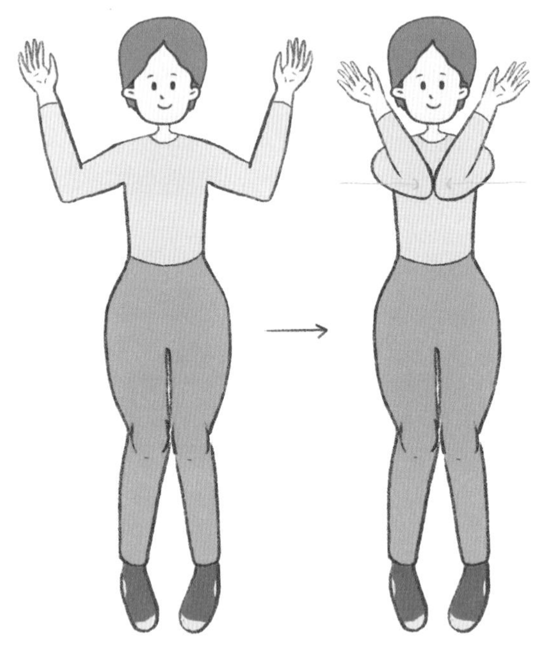

動作：雙肘輕輕靠攏。

這個動作的目的是讓肩關節處於活動、不鎖住的狀態。

如果手肘無法對靠，感覺兩側的肩胛骨有撐開的感覺出來就可以。

步驟四：雙手覆耳

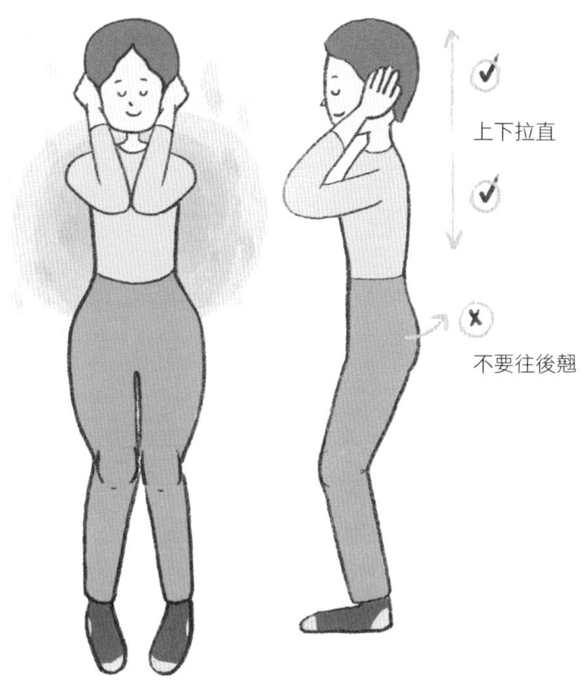

動作①：雙手輕輕覆住耳朵。前一動作再加上雙手覆耳，可以讓精氣進入耳朵裡。
動作②：調整姿勢，感覺尾椎跟頭連成一直線，氣是暢通的。如果臀部往後翹，身體未呈現一直線，記得將臀部往前挺。
愛的小叮嚀：讓身體姿勢停留在此三～五分鐘即可。如果覺得身體撐不住，維持一分鐘也行。慢慢來，直到覺得可以再增長時間，從一分鐘往上續加，最多不要超過十分鐘。重點在於不能練到喘。如果脊椎曾經受過傷，請不要刻意拉直，讓身體覺得舒服就好！

步驟五：叩齒

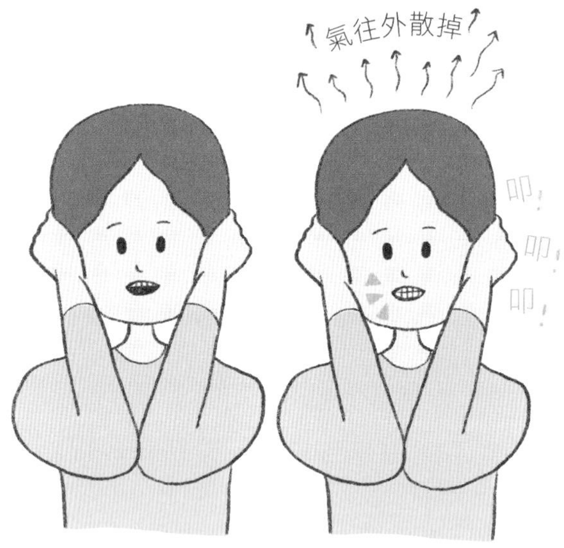

動作：上下排牙齒叩一下，三次即可。我們的頭有很多骨裂縫，像大陸板塊一樣；叩齒就是讓頭骨震動一下，讓顱骨跟顱骨間的縫稍微晃動，讓氣散開，才不會滯留在頭部。叩齒有很多學問，現代人多半齒列不整，在此提到的僅是最基礎的大衆版叩齒。

愛的小叮嚀：這個動作非常重要，如果只做前面四個，沒有步驟五和接下來的步驟六，氣會衝向腦，嚴重恐怕會中風。（幾次忘了做不要緊，請不必太緊張。）

步驟六：氣沉丹田

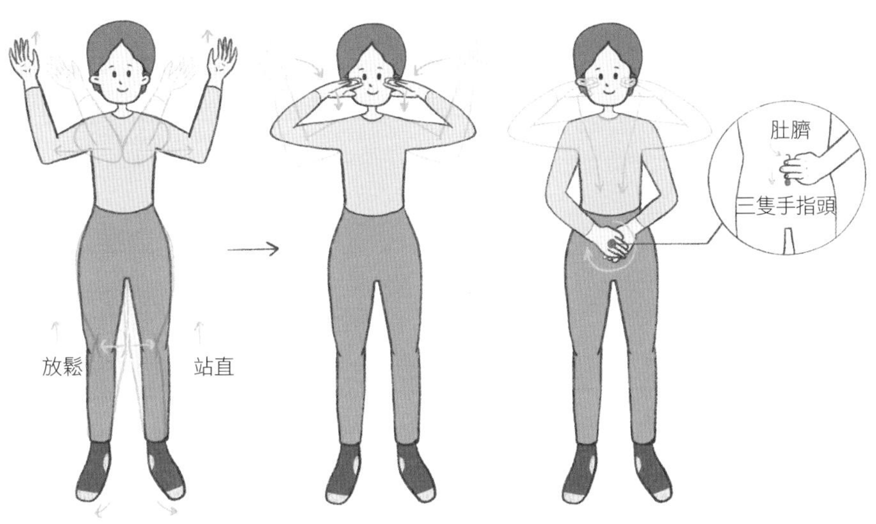

動作①：慢慢地站直，吸氣，雙手往上舉不超過頭。

動作②：呼氣，雙手向下。

動作③：手摸肚子順時鐘畫圓兩圈，感覺氣沉丹田。此時會感覺氣順順地往下降。

愛的小叮嚀：此為收功，動作①和②只需要做一到兩次，即可來到動作③。我們練氣功，就是在練頭的氣不要比下半身旺；頭的氣旺是交感神經旺，下半身的氣是副交感神經。現代人壓力大，通常都是頭的氣過旺，腳卻虛虛的。而叩齒及氣沉丹田這兩個步驟，正可以協助我們氣不聚頭。

練氣答疑

Q：如果練完會陰熱熱的正常嗎？

A：此為正常現象，有助於變得更加年輕喔！

Q：練完後頭部熱熱的正常嗎？

A：建議剛開始練的時候可以照鏡子，如果練完頭部熱熱的，看自己的身體是否有直，有時是身體不直，氣卡住下不來。也可以多收功幾次，讓頭脹熱散掉。

Q：練習時心輪熱熱的正常嗎？

A：心輪熱熱的表示有暖流，很正常。

Q：身體疲勞時可以練叩齒站樁法嗎？

A：單純只是疲勞，叩齒站樁法可以散疲勞。但如果是急性又影響氣血的病症就不適合，例如發燒、新冠肺炎、月經大血崩。

Q：高血壓可以練嗎？

A：血壓超過一百五十時，表示腎臟衰退，此時要先降血壓把腎顧好。

Q：平日頭脹時可以叩齒嗎？

A：可以。叩齒有散氣的作用，如果覺得頭脹，可以多叩幾下齒。

Q：叩齒站樁法跟《養氣》中的天地樁要練哪一個？

A：如果天地樁已經可以練到有氣的感覺，以天地樁爲主，叩齒站樁法搭配著練即可。如果天地樁練不起來，就先練叩齒站樁法，練到有氣時再進一步開始練天地樁。

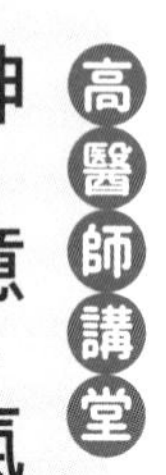

神、意、氣、形

前文提到，這次教的功法是氣功中的基礎。說到氣功，相信大家腦海中一定會浮現各種不同的氣功門派。為什麼有這麼多種氣功呢？哪一門才是最好的？

氣功有四個層次，分別為「神、意、氣、形」。

形指的是形態。像八段錦、易筋經，是透過身體的導引，屬於形的層次；呼吸法，需要練閉氣，練氣沉丹田、沉住氣，也是形的層次。

氣的層次是外在的能量場，例如吃中藥，或者在山川、地理風水好的地方吸取好的能量。或是讓聲音進入腦波，清淨靈魂，透過頻率來洗淨，也是氣的法門。

古代說練功必須搭配時辰，比如在春分或者月圓之夜練功，或者在特殊的天赦日，或天使降臨的日子、媽祖生日等，透過時辰、吉慶、節氣，以好的氣來幫你共振，也是氣的法門。

意的法門是什麼呢？透過祈禱、禱告、念咒語，透過意念，心裡想著，「神啊！明天賜給我兩碗飯，我之後會好好工作」「請讓我家庭和樂」等祈求，就是意的法門。

而神的法門是什麼呢？

讓我來說個故事。

禪宗二祖遇到初祖達摩的時候，達摩說：「把你的心拿來！」

二祖告訴達摩：「我要修行，要安心。」

達摩回：「你把你的心拿來，我幫你安。」

二祖回家之後，就會了！

這便是神的法門，就在意念之間。

「叩齒站樁法」是形的法門；接下來，我所寫的是神的法門。

至於哪門派才是最好，我認為因人而異。適合自己的，就是最好的。

把好氣聚在身體裡

當情緒上來時，身體一定會受到影響。

練習氣功，某種程度也是在練心氣平穩。

好的身體是氣進來得多、出去得少；相反時，心裡會覺得虛虛空空，不踏實。

某天下診後，我對人的情緒感到好奇：爲什麼我們這麼容易被情緒掌控？

當我們的能量未聚集時，就容易「破」。

於是我研究如何讓能量聚集，發現與脈輪有很大的關係。

缺乏安全感的時候，脈輪會呈現逆時鐘方向，此時，如果我們懂得讓脈輪密度變高、變亮，呈現順時鐘方向讓好氣留存，心就會更有安全感。

現在，就讓我們來練習如何讓脈輪變好、變明亮，把好氣留在身體裡！

左圖是分布在人體的七個脈輪。

七脈輪分別是：頂輪、眉心輪、喉輪、心輪、胃輪、臍輪、海底輪。

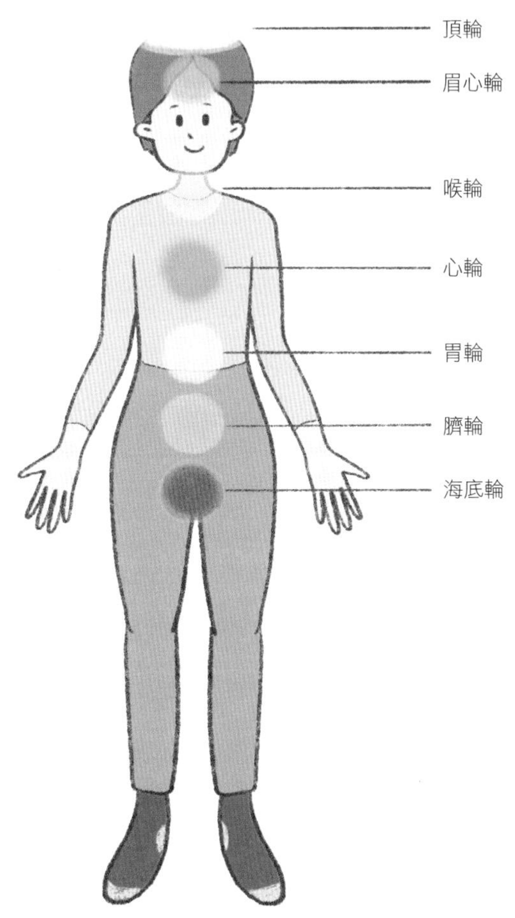
頂輪
眉心輪
喉輪
心輪
胃輪
臍輪
海底輪

正常的情況下，七個脈輪是明亮的，大小分布均勻；當脈輪出問題時，會呈現黑黑暗暗，大小也不一。

每個脈輪都有各自要守護的部分，每個脈輪的功用都具足，才是完整的全人。當脈輪被汙染時，我們常會判斷錯誤。

下面先針對七脈輪做簡單的介紹，有興趣進一步了解的讀者朋友，坊間也有不少脈輪的書可參閱。

頂輪平衡，全世界都會對你好

頂輪，位於頭頂，又稱爲百會穴。

你有沒有曾經在床上躺著起不來，什麼事情都不想做，人生沒鬥志，覺得全世界都對不起自己？

這就是頂輪出問題、不平衡了。

眉心輪平衡，第六感強

位於兩眼之間的眉心輪，與洞察力相關。同時，也是第六感、開天眼的地方。

當眉心輪出問題時，敏感度會下降，洞察力也會跟著出問題，連帶影響到判斷力。

譬如說，女性被男性追求，想知道對方是否眞心，此時，如果眉心輪平衡，就容易感知到。

喉輪平衡，溝通良好

喉輪的位置在喉嚨處，與溝通表達相關。

好的溝通包括傾聽與表達。聽得懂別人話中的意思，同時，也能心口一致地平和表達自己的想法，不委屈、不壓抑。

當喉輪不平衡時，人與人之間的溝通就會出現問題：搶話、有話說不出口、扭曲別人的話、不信任……

心輪平衡，有愛有溫暖

心輪的位置在兩乳中間，也就是膻中穴的位置。

當心輪汙濁，會覺得自己不值得被愛，也沒有愛人的動力。

比如說，有時看到男朋友或先生，會突然覺得對他沒感覺，這就是因爲心輪汙濁使你突然失去愛人的能力，失去溫暖別人的能力。

或是與同事相處時，以前同事拜託你事情，你會大方說：「沒問題！」「我們互相合作！」現在卻突然失去這個能力，這也是心輪汙濁了。

胃輪平衡，情緒飲食也平衡

胃輪的位置在胃部，它與自信、自我力量有關。

當胃輪失調時，會產生沒自信、懷疑自我、甚至嫉妒別人的情況。

身體也可能出現胃部的不適，或是食物選擇失衡。

比如說，平常不吃某種食物，卻突然大量地狂吃，就是胃輪失衡，進而可能造成胃輪受傷。

臍輪平衡，充滿自信

臍輪位於肚臍下三指的位置，中醫稱爲氣海穴，是儲存能量的地方。

許多讀者告訴我，他們曾經學過氣功，一直觀想丹田就是練不起來。原因在於它必須與膀胱的肌肉收縮，還有跟骨盆結合，能量才聚得住。因此，當儲存能量效果不好時，要搭配武術的站樁才存得住，不然會一直漏氣。

當臍輪失調，情緒也經常跟著失控，不喜歡自己、悲觀主義、焦慮不安；對照身體則可能有生殖、泌尿失調現象。

海底輪平衡，電能好

海底輪的位置在尾椎的底部，主管生殖機能，也與生存感、安全感有關。同時，外在長得漂不漂亮、帥不帥、身材苗不苗條，都和海底輪有關。

練習海底輪的時候要注意，如果本身兩性關係很活躍，海底輪又很強（性欲極高），除了兩性關係上要有智慧外，練站樁的次數剛好就好。

當海底輪平衡時，皮膚會變得很好，頭髮也不太會白。所謂「童顏鶴髮」就是如此。

當海底輪不平衡時，心情容易恐懼、沒有安全感；生理上容易導致沒電的情況，下身能量不足、荷爾蒙失調。

男性也是同樣，不平衡的海底輪，在身體反應上，可能會出現攝護腺問題。

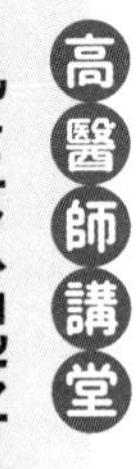

風生水起好運來

不只是人體的能量要進大於出，風水也是一樣。

當一個場域的能量「進大於出」時，風生水起好運來。

有一次，在咖啡廳接受採訪。這家咖啡廳裝潢典雅，走中高價位，菜色也好吃，但空間的氣不聚，呈現七出三進的情況，果然人氣不夠旺。

人體是一個場，空間也是一個場，兩個場可說互相影響。

我認識幾位總是中氣十足、能量滿滿，彷彿不會累的老闆。實際到老闆家中發現，這些家都很「聚氣」，老闆回到家，就等於是在「充電」。

當然，要充電還需要本體夠健康，充電才能快速又持久。

另外，要特別提出來說明的是，臥室也有臥室的風水，如果晚上睡不好，也請看看自己的頭是朝哪個方向。

因為地球的磁場是從南到北，台灣在北半球，睡覺時頭在北邊受到磁場的干擾較多。如果睡眠品質不佳，可以看看是否頭在北邊，可試試換個方向。

任何宗教都能學習的增加能量法

我的病人來自不同的宗教，看診時會遇到患者問：「高醫師，我是基督教，你在書中教的方法我能用嗎？」

當然可以！

先說明，雖然我學佛，但是修行的法門很多，每個人有感覺的方式也不同。這裡，我提出的是增加能量的方法，跟信仰沒有相衝突。

無論平日是修佛或是信基督，都不妨礙任何修行。這個方法主要是更貼近現實、容易使用，能更快速地讓你有能量。當有了能量，中脈開了之後，念佛經或讀聖經時，也會感覺意義不同。例如，同樣是「基督愛你」四個字，中脈沒開之前，比較像意念的幻想，但是中脈開了之後，就眞的能感受到「基督愛你」的能量。

類似情況也會出現在灌氣上。當我們的意念比較汙濁時，灌氣給對方，對方會越來越累。而中脈開的人灌氣給他人時，被灌氣的人會覺得神清氣爽。說話也是一樣，當你發現有些宗教領袖說話時，會讓人越聽越開心，就是因爲他是用中脈的好能量在跟大家講話。

增加動力、睡眠、愛、自信——四大功能一次到位的淨化法 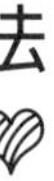

當脈輪失去正常功能時，會呈現暗暗的情況。

我將告訴大家，如何把脈輪拉出來洗淨，由暗轉亮。

前文介紹了七大脈輪，接下來，先以四大脈輪爲主，稱爲「菩薩點燈」（洗脈輪）。

「菩薩點燈」要點幾個燈呢？

一個是頭頂上的燈（頂輪），一個是眉心的燈（眉心輪），一個是胸口的燈（心輪），一個是肚臍的燈（臍輪）。

爲什麼要先點這幾個燈呢？

當頭頂上的燈不亮，人就沒有任何動力，覺得人生沒有希望。這不是你的問題，是頭上的磁場破掉了，必須先點起來才行。

當眉心的磁場破掉，容易睡不著，或者亂夢一通。眉心輪主宰是非判斷，如果髒了，人會目露凶光，對人不和善，當然要洗一洗。

心輪可以讓人有愛的衝動。人會想結婚，會突然覺得「好愛你，沒有你不行」，就是心輪的作用！

你會發現，當一個人心輪開的時候，做什麼事情都順，看到誰都笑瞇瞇。所以，不只是感情，希望職場順利、人際關係好，心輪就要強。

我看過很多企業家總是一臉和善，即使開口說簡單的「你好啊！」三個字，也會讓人感到如沐春風，這就是心輪能量旺盛，看到誰，都有辦法笑咪咪的。有句話說「伸手不打笑臉人」，心輪旺盛的人可就眞的做到了！

至於臍輪，就是讓你身體有熱能；臍輪如果沒有動能，一天到晚都會感覺四肢冰冷、沒自信，看起來不帥、不溫暖。

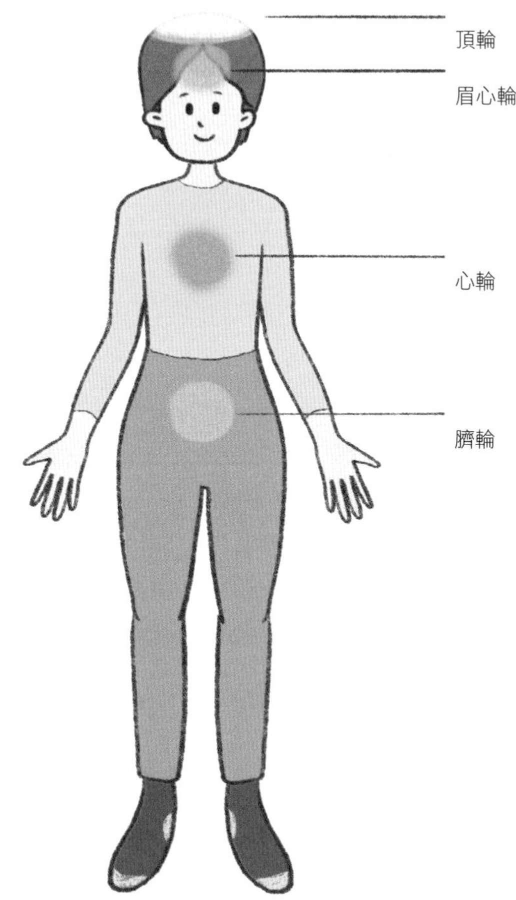

愛的小叮嚀：

1. 進行菩薩點燈法時，依序如下：頂輪－眉心輪－心輪－臍輪－收功。
2. 叩齒站樁法和洗脈輪的順序是先練站樁，再洗脈輪。
3. 練功的次數，一天兩次到三次即可。時間不限，練的時候請讓四肢溫暖，就可以開始練（如果手腳冰冷或冬天時，可以先練叩齒站樁法，讓身體熱起來再進行菩薩點燈）。

「有動力」「改善睡眠品質」「有愛有人緣」「有自信有溫暖」，太重要了！這就是爲什麼菩薩點燈，要先點這幾個脈輪之故。

洗頂輪

感覺「全世界都背叛我，都對我不好」，覺得別人說的都是針對自己，或者覺知到自己處於負能量狀態時，就是頂輪出問題。此時的頂輪處於黑暗狀態。有時原本是正常不受干擾的狀態，看到頂輪出問題的人時，如果自己當下受到干擾，也會有同樣的感覺。這就是頂輪能量場汙濁了。

現在就讓我們來洗頂輪，讓頂輪由暗轉亮。

人的元神要旺，就是你的精氣神要旺，頂輪最重要。所以請先觀想，頭頂有一個亮亮的東西。

如果覺得冷，是容易空虛寂寞的人，就觀想太陽。（口乾舌燥的人就觀想月亮。）

洗頂輪步驟一

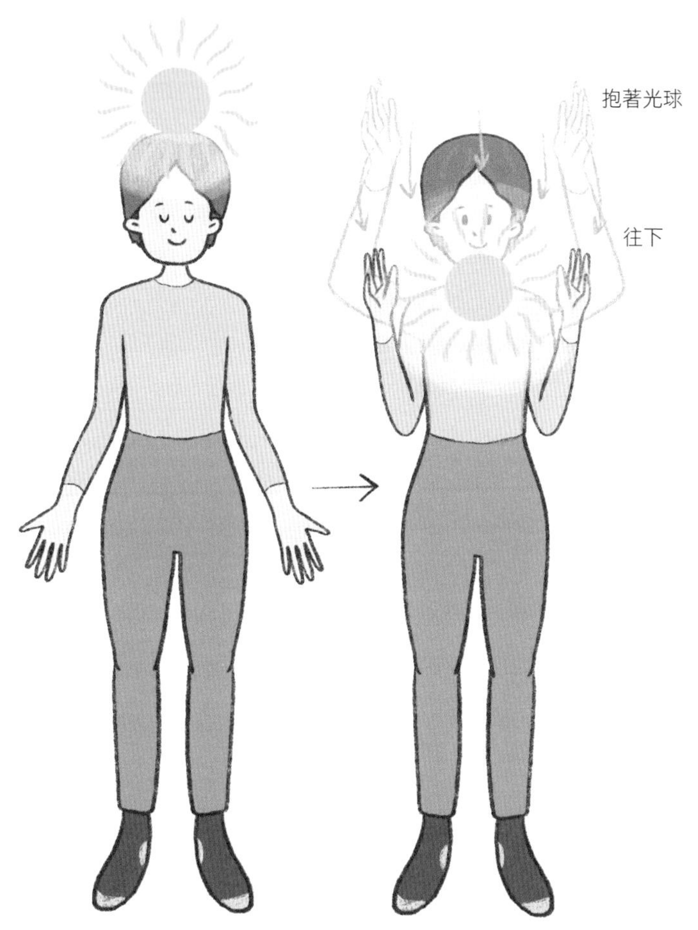

想像頂輪有一個太陽，然後將太陽拿下來，拿到胸口前方，或是覺得舒服的地方。

基本上，地球繞太陽運轉是逆時鐘，而這個系統是讓時空推移的發散系統，所以逆時鐘是放射出能量用的，而順時鐘則是吸收能量用的。

在此，以觀想太陽爲例來說明步驟。

地球繞太陽運轉是逆時鐘，而這個系統是讓時空推移的發散系統，所以逆時鐘是放射出能量用的，而順時鐘則是吸收能量用的。

轉，可以任何方式轉，左右轉，前後轉，形式不拘。

順時鐘三圈跟逆時鐘三圈的主要目的是洗淨濁氣，想洗七圈、九圈也可以。只要洗乾淨，並且記得順逆都要就好。（初學者一般建議先三圈。）

洗好後，記得把太陽放回頂輪喔！

練功的時候要注意，絕對不能一味地練順時鐘，因爲人有陰陽，不能身體練得很強，卻沒有滋潤的東西，這樣會睡不著；也不能一味地練逆時鐘，這樣人會變得很安靜，不想動。

陰陽搭配，謂之調和。能量太強時，要以自己爲主體觀察，以眼睛看出去逆時鐘的方向將能量放出。眼睛看出去是順時鐘，則是能量的吸收。

洗頂輪步驟二

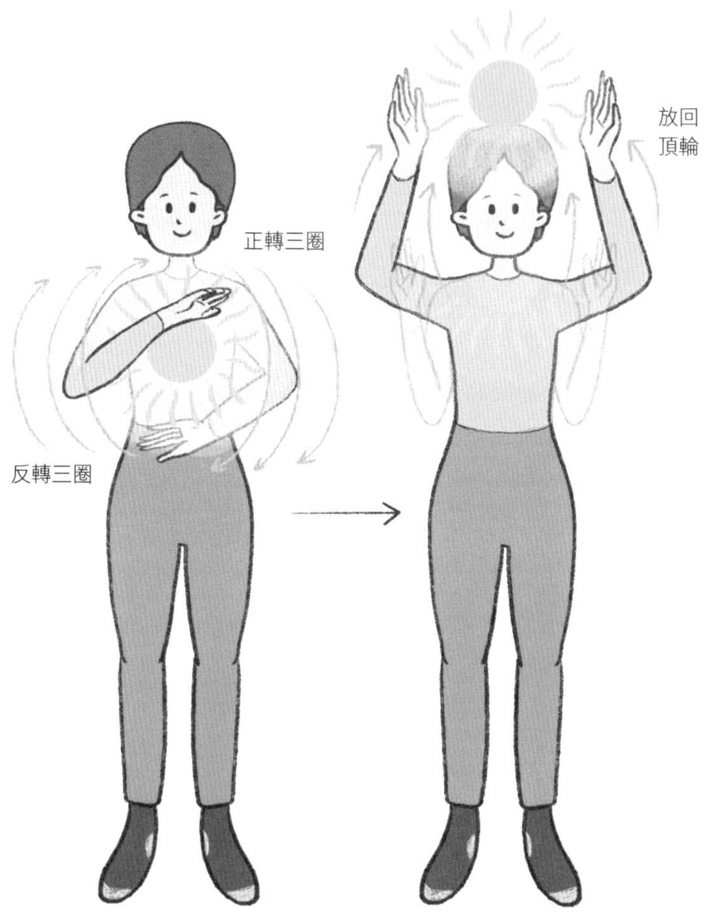

順時鐘轉三圈，逆時鐘轉三圈，或是將它拉開、壓縮都可以。轉和拉開、壓縮的動作稱為「洗」：清淨你的頂輪。

如果本來感覺光球不太亮，洗一洗之後變亮，代表你成功了！或是覺得手本來刺刺麻麻的，變成不會麻、成爲柔順的一團水，就是洗好了。

洗眉心輪

想像眉心輪有一個光球。把眉心輪的光球拿出來，以輕鬆自在的角度洗，一樣是順時鐘洗三圈，再逆時鐘洗三圈。

記得洗好後，要再將光球放回眉心輪！

洗眉心輪

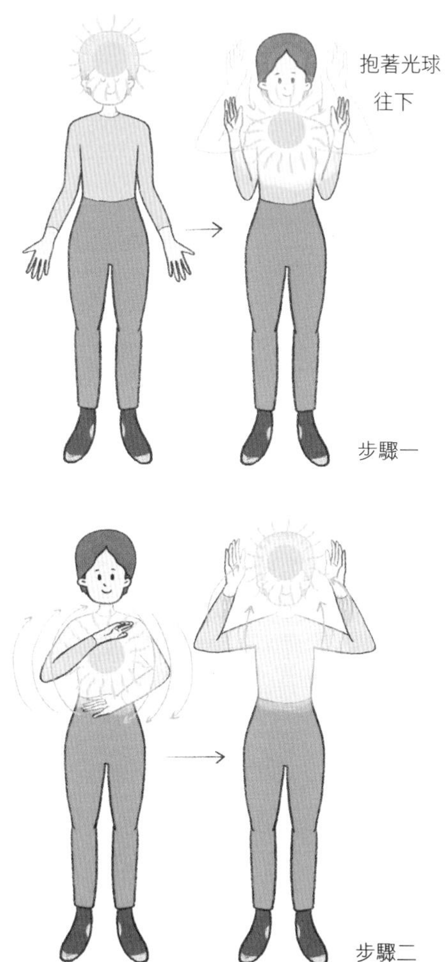

想像眉心輪有一個光球。把眉心輪的光球拿出來，一樣是順時鐘洗三圈，再逆時鐘洗三圈。

洗心輪

洗心輪時，想像胸口有一個非常明亮的光。心輪拿出來之後，一樣順時鐘轉三圈，逆時鐘轉三圈，淨化好，成爲明亮的球體，再放回原本的位置。

如果有黑色的氣、刺刺痲痲不舒服的感覺，把它洗乾淨，放回胸口。

這時會覺得胸中的悶氣、怨氣，剛剛被罵或怎麼樣，都解掉了。這是洗心輪的方法。

洗心輪

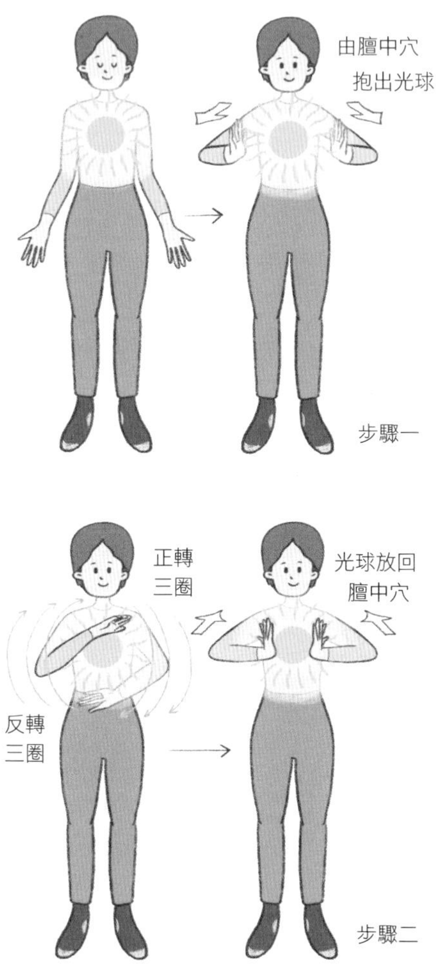

洗心輪時，想像胸口有一個非常明亮的光。心輪拿出來之後，一樣順時鐘轉三圈，逆時鐘轉三圈，淨化好，成為明亮的球體，再放回原本的位置。

我在《養氣》地椿裡教過臍輪。臍輪負責行動力，讓你覺得做事有幹勁、四肢溫暖，這就是臍輪的作用。所以當你覺得天氣明明不涼，卻四肢冰冷，代表臍輪出問題。

此時就要練臍輪。

想像肚臍有一個光球，把它拿出來，看著它。有些人可能有溫度，覺得四肢溫暖；如果光球拿出來空空的，涼涼冰冰的，是身體的磁場溫度不夠。順時鐘轉三圈，把磁場補進去，然後逆時鐘轉三圈，把不好的洩出來。進行時，當雙手之間覺得黏黏的或是感到有磁場，那就是氣。

記得喔！洗完光球後，一樣要將光球放回原本的位置。

洗臍輪

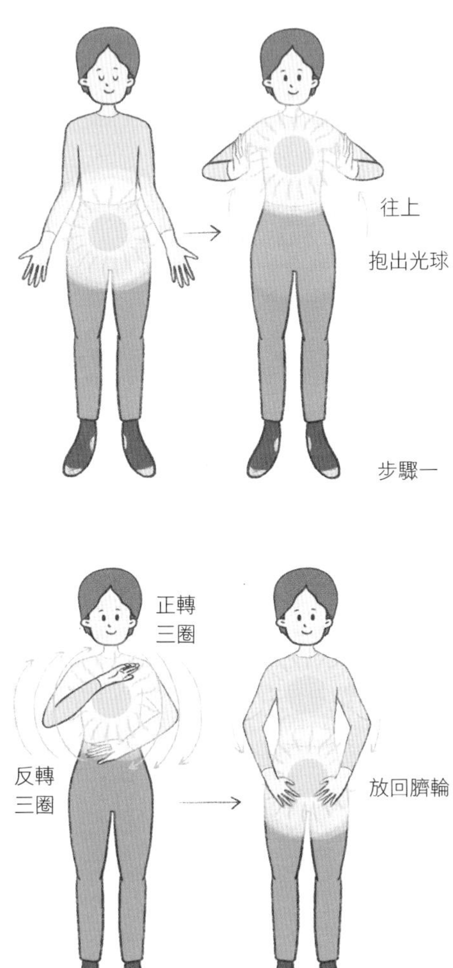

順時鐘轉三圈，把磁場補進去，然後逆時鐘轉三圈，把不好的洩出來。

收功

練完菩薩點燈之後，手會痲痲熱熱的，請將雙手搓一搓。眼睛不好的人，就將雙手捂著眼睛。常想事情、煩惱很多會頭痛的，就把雙手放在頭頂。女性們平常月經來，男性因搬重物或久坐會腰痠的，就把手放在不舒服之處，覺得身體熱熱的，有一股暖流進去，就可以了！

收功

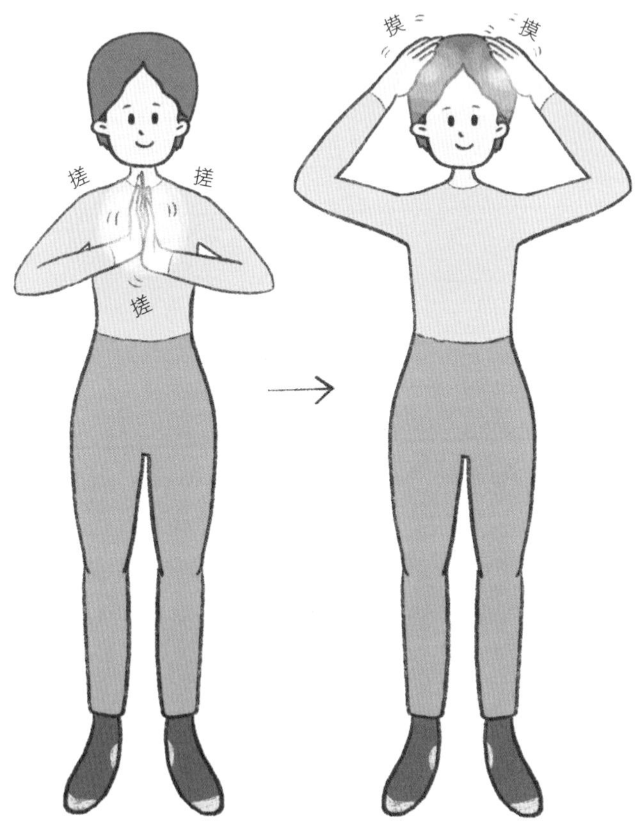

練完菩薩點燈之後，手會麻麻熱熱的，請將雙手搓一搓。常想事情、煩惱很多會頭痛的，就把雙手放在頭頂。把手放在不舒服之處，覺得身體熱熱的，有一股暖流進去，就可以了！

進階：七脈輪全部淨化

熟悉上述四個脈輪練法之後，不妨將七個脈輪都練起來。順序是：頂輪—眉心輪—喉輪—心輪—胃輪—臍輪—海底輪—收功。

當練到脈輪夠凝聚、夠明亮、夠穩定之後，將會發現「同理」，可以將它用在不同的地方，例如穴道、血管、解剖學或任何方面。

例如，用意念將合谷穴設定為明亮的感覺，或是感受身體哪些地方不舒服，在不舒服的初期就能找到病灶。

不舒服也是一種密度。當我們將密度練得夠高時，能量越高，就越快觀到能量較低的地方。

用心輪寫出暖心文的方法

很多讀者留言提到，看我的臉書文章都有一種幸福的感覺。

「明明就是很簡單的文字，爲什麼這麼有幸福感呢？」

答案揭曉：因爲，我都爲我的文字灌氣，讓看到文章的人感到幸福！

在此不藏私地告訴大家，創作時用不同的脈輪能量進行，會有不同的結果。用頂輪能量創作，可能當下寫的東西不會引起共鳴，但是某一天，或在離開這個世界後，大家會開始懷念。（許多知名畫家就是用頂輪在創作。）

那麼，用哪個脈輪創作，會讓大家想看呢？

答案是心輪。

如果希望別人想看你寫的文章，就要善用心輪能量。

用心輪寫作時，讀者看了會覺得入心，感到寫者好像在對自己講話，既感動又有共鳴。

早期，我都是用頂輪的能量寫，雖然言之有物，但按讚人數不多；後來按讚的人多了，但留言互動的人一樣不多；改成用心輪寫之後，按讚的人多，留言互動的粉絲也多，我也非常開心地回應。

另外，也可以同時運用頂輪和心輪，寫出有智慧又受歡迎的文章。

譬如暢銷書《原子習慣》，我認爲就是同時用頂輪跟心輪在寫。讀者看了，一方面覺得有智慧、有用，一方面也覺得貼近生活。

至於古早的一些書，讀者看不下去是因爲寫者用頂輪的智慧在寫，想把智慧送給我們。問題是，人除了智慧外，更需要的是人際關係。

所以，要善用頂輪跟心輪的能量。

該怎麼做？

寫作之前，先讓自己放鬆，比如齋戒沐浴就是一個方法。

齋戒指的是讓心維持在清澈的狀態，避免雜事干擾（例如處理工作或家裡小孩來吵）。

要不要吃素？

能吃素、不殺生，不謀害別人的念頭當然最好，不好的念頭會讓能量降低。

沐浴時，請用較具淨化力的清潔品將身體洗淨，例如用海鹽或能量肥皀等，都有淨化的能力（越自然越佳）。

齋戒沐浴後，開始洗脈輪，把心輪能量拿出來洗。當心輪變明亮、乾淨，沒有汙染地放回去之後，就可以開始寫文章了！

如果寫著寫著，突然覺得好像少了什麼，便能很快感知筆下的話不對，代表這句話出去影響力會很大，或者不利於當下的狀態。

以心輪的能量寫作時，如果心輪不滿，就知道哪句話需要修改。寫完之後，用公開發表或以草稿方式、只限自己觀看都好，重點在於發出去之後，感受心輪跟文章有沒有共振？是否屬於相對飽滿的狀態？（不必要求滿分，只要有飽滿的感覺就很棒了。）

如果有飽滿的感覺，代表這篇文章對大部分人的現況是有幫助的，那麼不妨改爲公開，能量較低的人，也可因爲你的心輪飽滿，接受到正能量！

我們每個人的靈體都是相連的，我呼吸到的空氣，所有人以及動植物都會呼吸到。

宇宙是一個大本體，每個人看似爲獨立的個體，可是我們的能量場會互相渲染。從這個角度就可以理解，爲什麼我做的事情會影響到其他人。不要覺得一個念頭出去，不會影響到誰，只是影響程度有大有小、明不明顯，以及你是否感受得到而已。

有時候我們會發現，有些政治人物的政見平凡、無特殊之處，卻能感動人心，究竟是爲什麼？

原因就在於這些政治人物有愛，雖然不見得有智慧，但是人們聽了會覺得受用：這就是宇宙能量的運作。（因此，如果某個候選人懂得同時運用心輪和頂輪來寫文章或發表政見，影響力絕對更高。）

讓我們再複習一次：頂輪讓你有智慧。一件事會不會成功，則是心輪的能量讓你有渲染力、被接受。如果能做到兩者都圓滿，再寫文章，本身正能量越高，影響力就越大！

你想成爲愛人，也被愛的人嗎？如果這是你的願望，那麼，請跟著我一起洗脈輪，慢慢地會越來越好，接觸到的將都是愛你跟你愛的人！

充實生活，用臍輪跟海底輪

如果想好好充實工作與生活，你要善用臍輪跟海底輪的能力。

臍輪跟海底輪活躍的人，行動力特別強。

同樣的年齡，有些人到處走跳，活力滿滿；有人則是哪裡都不想去，總是提不起勁。

這就是臍輪跟海底輪有沒有練起來的差別。

臍輪跟海底輪強的人，執行力強、願意做。通常這類型的人都比較容易成功，因爲願意行動。

所以，感覺自己沒有勁，懶懶地哪裡都不想去時，不妨多練臍輪跟海底輪，讓自己更接地。

人都希望順順利利，不順時常怪天、怪地、怪別人，其實是脈輪能量不足的結果。

在不安、抱怨、憤怒之中，失去了愛人的能力，同時也因爲匱乏，容易猜疑，不是攻擊就是逃避。透過練脈輪，當脈輪有光、有能量時，看誰都有愛，也願意主動協助做事，人生便不再被情緒主導，真正的你才會顯現出來。

這時，做什麼事都會覺得很順利，看誰都很順眼。你以爲是他人變了，其實是你的起心動念不同了！

小我喜歡討愛，我們就來滋養小我，當小我感受到滿滿的愛之後，開心富裕、貪嗔癡慢疑也就少了，如此就能與大我的能量接上線。

大我角度的第八、第九脈輪

大部分我們所知道的脈輪只描述到頂輪。在頂輪的視野當中，已經是完整的小洞天與個人狀態，可以適應生活了。

但在印加的能量體系中，身體之外還有兩個脈輪，第八跟第九脈輪。這兩個脈輪我認爲就是大我視角的生活型態。

就像《楞嚴經》中說，開啓這兩個脈輪的人，會覺察「虛空生汝心內，猶

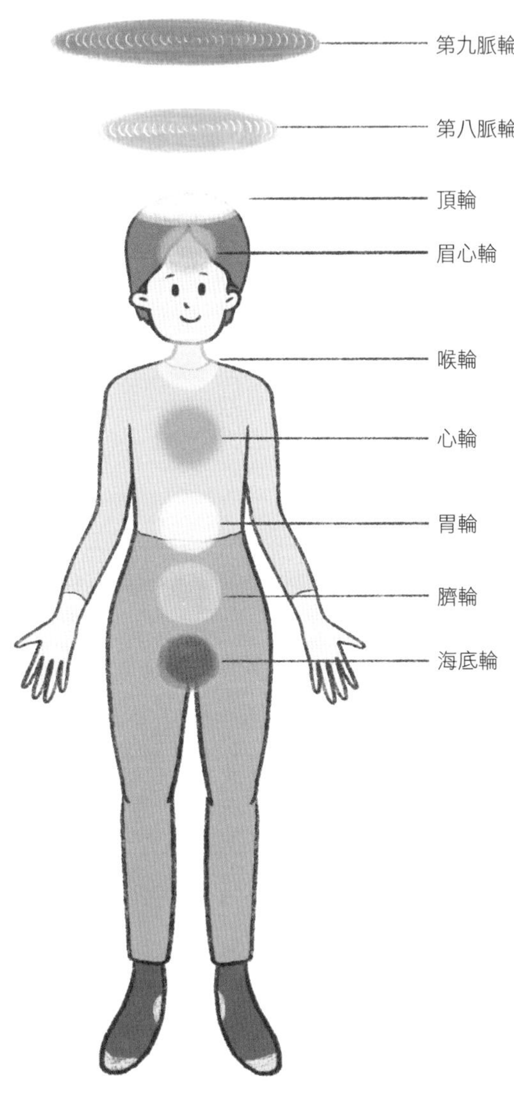
第九脈輪
第八脈輪
頂輪
眉心輪
喉輪
心輪
胃輪
臍輪
海底輪

如片雲點太清裡」的感受。整個宇宙好像在掌心之中，你的這個「我」，跟頂輪產生想解脫、想超越、想轉移、想轉生的「我」，視角就不同了。（一般提到，想靈魂出竅、想往生哪裡、輪迴的想法等，都是七個脈輪系統內的視角故事。）

到第八或第九脈輪的視野，你不見得不再需要輪迴或轉生，但會更輕鬆地相信死亡其實不存在。因爲生死的變化是身體上七個脈輪在變化而已，第八、第九脈輪不會跟著改變。所以，當你用第八、第九脈輪的視野，就會有一種始終是你，沒有這裡、也沒有那裡的感受。因爲，這時候你所認識的自己，是一種能量狀態的跟隨，而不是會變化的七個脈輪的能量狀態印記。

再進一步說，在七脈輪的狀態，會認爲自身的存在是因爲記憶的存在；我有這些想法、這些記憶、這些家人、朋友，所以現在是我。

但當你往上開啓，可以分辨出身邊的朋友家人，是某個狀態的記憶跟能量體，而彼此之間是透過第八脈輪的共鳴一起產生很多故事，並透過第九脈輪的共鳴連接成爲一體。

所以無我跟有我，無我中有眞我，各種說法都有，就看你是從什麼視角來看這些故事。

至於要如何達到第八、第九脈輪的境界呢？

其實，第八、第九脈輪並不是練出來的，而是一種感受；是最原始敞開的自己，是沒有心智的自己，是原來的狀態。

或許是在海邊時，突然感覺與天地萬物合而爲一，沒有你我：這就是處於第八、第九脈輪。

也可以說，七脈輪是在身體；八、九脈輪是大我的狀態，明白生命不受任何限制。

有時候，心到了八、九脈輪，但身體還沒到達那樣的境界，所以還是需要落實在人世間，體驗待人處世的細節。

啓動脈輪的特殊密碼

開脈輪的好處多多，同時，有些脈輪並不容易開啓。

別擔心，接下來提供幾把開啓脈輪的鑰匙，也可以說是啓動脈輪的特殊密碼，在練習之初可以先看著書中的圖案練習，熟悉後便能以觀想方式進行。

想許願成功、淨化、開智慧嗎？

接下來也告訴讀者朋友們，如何讓太陽和月亮協助我們！

太陽

想許願時，左頁的太陽光可以幫助我們。

請看著左頁圖，當出現如同旭日東昇的感覺時，表示眉心輪已經打開，就可以開始許願了（身體不適時也可以使用喔）。

太陽

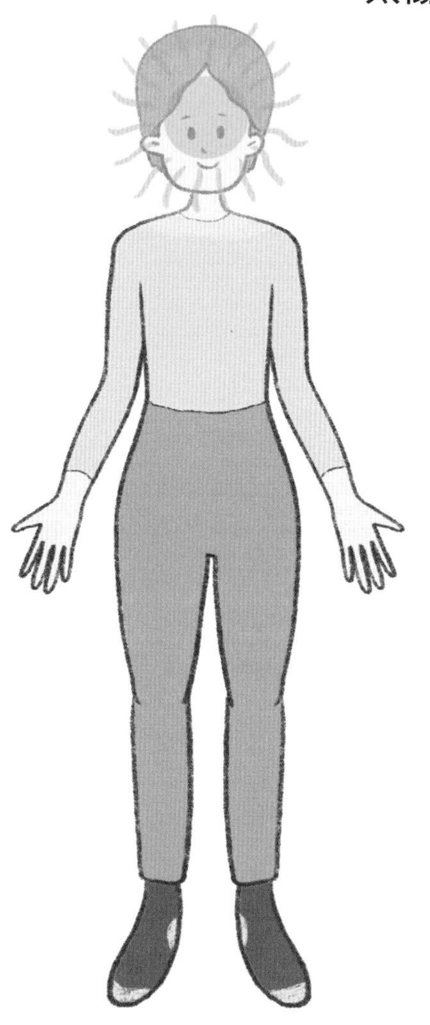

月亮

想淨化時，月亮的光可以幫助我們。

當希望放鬆、開智慧時，白色無瑕的月之光可以幫助我們。

請無雜念地看著左頁圖中的月亮處，當心輪感覺出現月亮時，已然鬆開。

第八、第九脈輪

第八、第九脈輪不在肉身上，較不容易體會，要如何打開呢？

第九脈輪練的是無我。想開第九脈輪，請看141頁第九脈輪的圖碼「河圖」，讓這古老的智慧協助開啓第九脈輪。

第八脈輪開的是大我，也就是對神許願。想開第八脈輪時，請看141頁第八脈輪的圖碼「洛書」，讓這古老的智慧協助開啓第八脈輪。

月亮

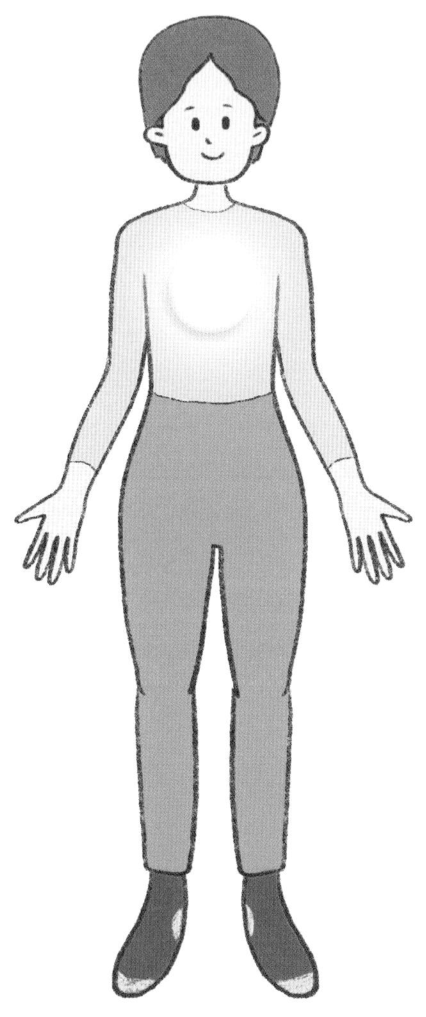

心輪

能量低時，即使想開啓心輪，有時也難免感到力有未逮，此時請看141頁的心輪圖。這是一張五行圖碼，觀想它在胸口，將協助心輪的開啓。

海底輪

海底輪的開啓密碼是太極陰陽圖。請看141頁的海底輪的圖，讓它協助你更快打開海底輪。

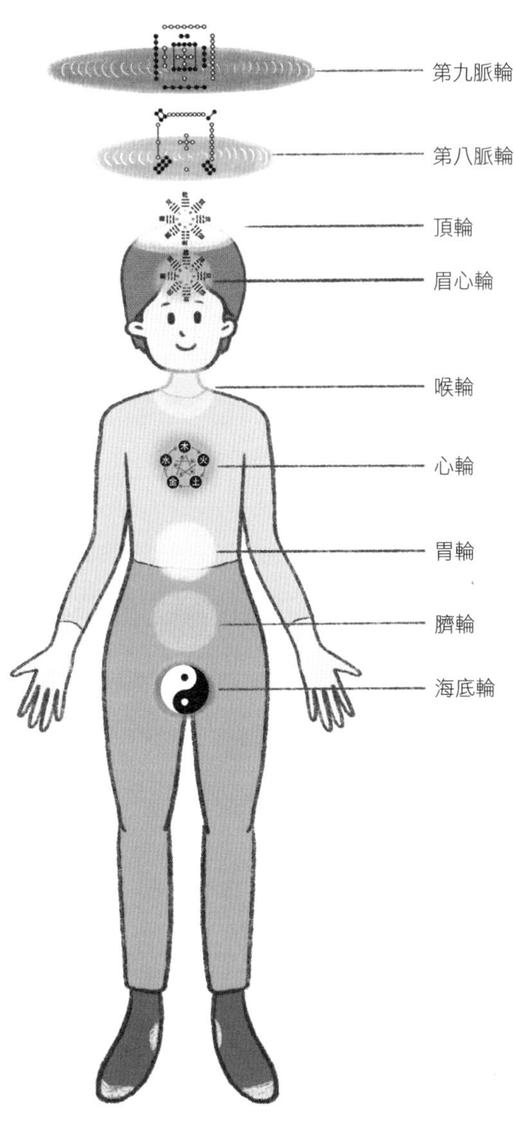
第九脈輪
第八脈輪
頂輪
眉心輪
喉輪
心輪
木
火
土
金
水
胃輪
臍輪
海底輪

人體的七層氣場

自古以來所有的神祕現象、轉變信念、趨吉避凶，或者察色望氣、堪輿風水、脈輪經絡，都離不開「人體七層氣場圖」。

「人體七層氣場圖」是我在《精微體：人體能量解剖全書》中看到的，主要說明在肉體外，還有肉眼看不到的精微體，也稱爲氣場，分別是乙太體、情感體、精神體、星光體、乙太模板體、天界體、因果體。

克里安相機可以拍到人的能量，並且有著不同的色彩。當中，氣場能量色彩並非一成不變，而是會跟著人的思想而改變。

當我看到人體七層氣場圖之後，也與患者的能量做比對，發現精微體確實存在。一個人如果因果體卡住，可能是三世因果，或被人誤會，造成雙方精微體受影響，福報進不來、貴人進不來、觀念想法也走偏，可能會交到不適合的朋友、生病等。

套句比較白話的說法，就是磁場破了。

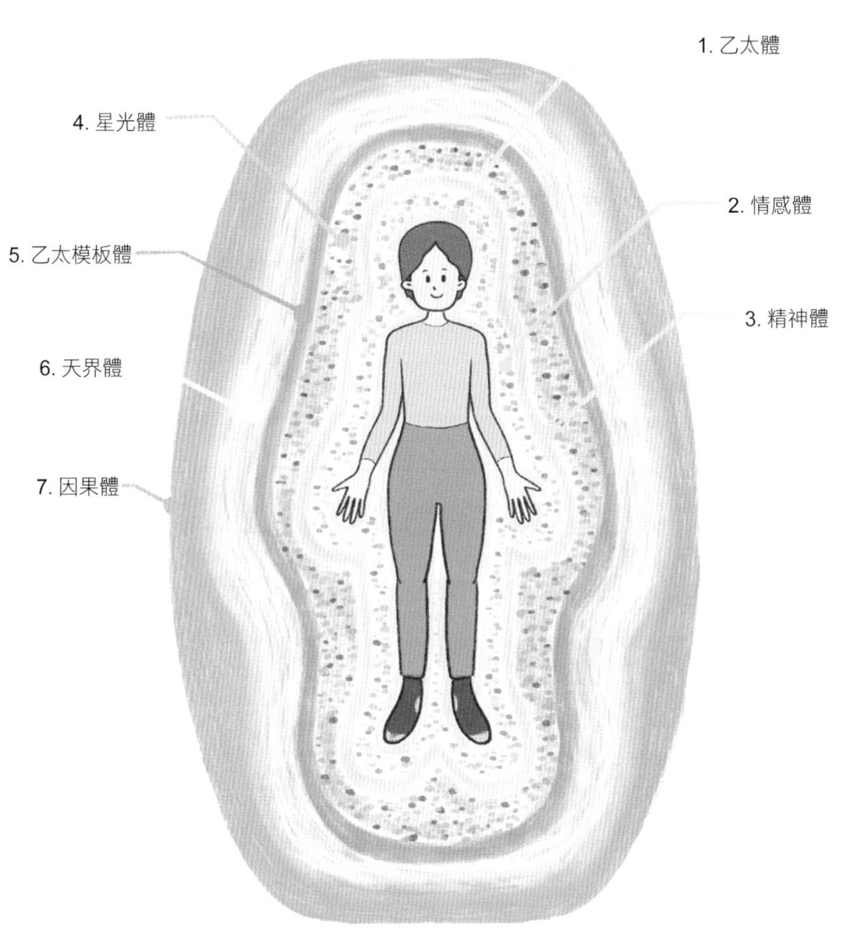
1. 乙太體
4. 星光體
2. 情感體
5. 乙太模板體
3. 精神體
6. 天界體
7. 因果體

怎麼補？一樣是從站樁和洗脈輪開始。

衷心希望有一天，這張圖可以寫入醫學的教科書當中，讓大家除了重視身體健康，也關心肉眼看不到的精微能量體。

許願成真的祕密

吸引力法則在國內外備受歡迎，為什麼有人可以許願成眞，有人卻不能呢？

我發現，願望成功是有公式的，即：**願力加上福報，形成事實**。

如果空有願力沒有福報，會造成自己很忙，但沒人來幫忙。

福報指的是身口意的落實，說好話、做好事，念頭善暖。

光這樣就夠了嗎？

另外，還有個重點在於是否留得住「氣」。一個會聚氣、留得住氣的人，能量飽滿，發了願有底氣，也比留不住氣的人容易心想事成。

想像一下，底氣足的A和底氣不足的B，都希望尾牙能抽到最大獎，同時，也照著吸引力法則讓自己有「已經得大獎」的感覺。但，B光是對自己說「我已經得大獎」，內心卻虛虛地先否定了這件事，又如何能成真？

因此，許願成真的關鍵在於「是否相信自己能得到」。而如何做到相信？這就跟聚氣有關。

當脈輪充滿、能量飽滿，體力、信心充沛，老神在在地知道想要的已經在路上，只需等待心願實現的那一刻來臨。

看到這裡，相信聰明的讀者一定知道接下來我要說什麼：希望聚氣，就要有好的身體結構；好的身體結構可由站樁協助，再加上洗脈輪，如此固架留氣，心情愉快，能量也好。再加上身口意修行好福報，許願達成。

再怎麼練，真理不變

我對於武俠小說、氣功、宗教、神祕學都有一定的興趣。有一次，網友留言問「什麼是金丹」，其實，各門派都有各自訓練金丹的過程跟定義。在此，我簡單分享自己淺薄的認識。

練金丹的過程，一開始是先養氣，把下丹田的氣養完整，肉體才會開始有體力增長滋養，一鼓熱氣順著腰脊直上腦部。這是第一關。

之後雙側腰部開始出現震盪感，這過程叫兩腎如湯煎。第一關打開腰脊的脈，會累積動能把身體前側的任脈也打開，直通會陰，有特殊的電感通往全身，種種不同的愉悅感受是在這階段產生的。這是第一步。

再來，當這些能量持續累積，會通往胸口，形成下丹田與中丹田的連結。此時你的呼吸量會變均勻，體能也會增加，心情也不一樣，看世界的角度開始廣闊。持續累積，你的眉心內印堂會形成一個場，這個地方是上丹田，這時三個丹田會互相連通振盪呼吸，彼此的熱能、動能、電能互相交通，上丹田會越開越廣闊。很多人會在這邊分岔，轉去研究腦部的變化：有幾個丹田、哪邊應用的最好等，但其實還沒完成，你要先找到自己的意識定位。

這個狀態會感受到意識，意識開始不斷地吸收氣，逐步累積，你會感受到腦海在放光，一開始白光，漸漸變亮，後來有金光的感受。紫金光的感受，像一片光采的雲把你包圍，到這個過程便稱爲金丹初成。在這階段，人會如癡如醉，感到太美好而不想出離這樣的狀態，也有許多人修到這階段就會停滯，可稱之爲初步的慧覺。

後面的階段如果戒律不嚴謹或證量不足，通常走不到，且也會遇到種種麻煩，比如破壞你的修行，把你的氣洩掉等，所以還是要回到基本功、待人接物跟看待萬物的眞理重新來過。

如果順利通過前面意識成長這關，吸持圓光成就教體（使原來的光明增強），之後，意識會產生意生身（心意產生的身體，也可說是高度靈性的展現，即第八、九脈輪），代替意識行動吸取能量，成熟後會出現像小朋友的狀態。出現這個小朋友就是金丹的中階段了，這時，許多往事都會被回憶起來。

最後，小朋友不斷吸收能量涵蓋全身使用，便是金丹完成。

金丹完成以後，會從量變產生質變，人們口耳相傳的許多特殊神通或天人境界，也是在金丹完成才發生。在此之前，則是一般說的氣功發氣、治病、抗老化階段，但光這樣就很實用，很值得開心了。

以上是我粗淺的認識，每個路子都有各自的方法跟步驟，也歡迎讀者朋友告訴我你知道的。

最重要的金丹，最好先體會心月輪（內心清涼、無煩惱）的狀態，因爲體會到心月輪以後，才能了解不生不滅的清涼心，才不會落入一直吸收能量、不停歇的追求狀態。進入心月輪以後，內心清涼，自然全身磁場會一直源源不絕，成就眞正的大金丹。關於心月輪的解釋，有興趣的人可以上網搜尋菩提心輪。佛家的心法跟其他氣功的心法，差異最大的就是這一點清涼心，這一點心輪菩提入門相。

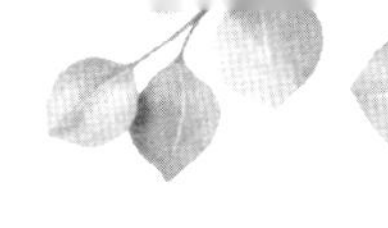
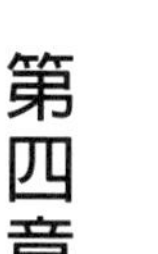

第四章 身心靈一體，不同的療癒方式，解開不一樣的傷

每種療法都有被需要的可能，有些人的問題需要長時間找人傾訴，有些人則喜歡瞬間解開的俐落感。

本章將告訴大家，除了醫療行為外，還有哪些療癒的鑰匙。

夢中的領悟

我曾經在臉書提到，自己是因爲做了一個夢而發願。

許多朋友想知道我究竟夢到什麼，讓我有這麼大的勇氣去發這個願。

其實故事說來也簡單，夢中我經過一棟建築，繞行過一張金剛經塔，突然「噹」了一聲，領悟了什麼（類似前文提到的第八、九脈輪）。

世上的紛紛擾擾，原來不過是每個人都想替天行道，想超越什麼、想進化什麼、想改變什麼；從一種身分變成另一種身分，永無休止。

在思考突然打開了以後，我進入空寂的狀態，體會到什麼叫做瞎忙，也發現過去的自己總是很用力很用力地往上爬，很用力很用力地擴充，雖然以爲做了很多好事，但也留下許多因。

很多時候，過度用力也不會達到目標；很多時候，不必這麼用力就能達到目標。

那麼，我們要怎麼樣，才知道自己是否過度用力呢？

做一件事情時，試著感受身體能量的進與出，如果能量是七進三出，那麼這件事就不是太用力；但如果做一件事感到留不住能量，那便是太用力了。

數年前透過朋友介紹，花了很多力氣認識許多大老闆，那時我的德行和想法尚未提升，即使與大老闆同桌吃飯，也只是表面功夫，沒有實質深入的幫助。

也曾見過朋友原本事業經營得不錯，於是開始多項目、多點經營，累壞自己，效率卻未見提升，這也是過度用力。

現在流行的斜槓也是如此。

如果本業還沒做到一百分就去斜槓其他事情，斜槓不成功，連帶本業的競爭力也降低，就是過度用力。

「君子務本，本立而道生。」事情都有本末對應、輕重緩急，一旦忽略自身的根本及修練，只一味地想抓取，這樣的攀緣就是過度用力跟瞎忙。當脈輪充滿愛時，不必攀，好緣貴緣自然來。

體會到這點，我的生活沒什麼改變，心態卻變了。該創業時創業，該學習時學習，差別在於內心的清涼（安住），體會到如何不執不取。

不再有怎麼樣才是善的說法與想法，不再假借莊嚴自身，其實是想超越與欺負他人。

內在歸零卻一氣在身，化為動能無限。

說也奇怪，這只是一種輕鬆的快樂，反而讓我更勇於面對生活。

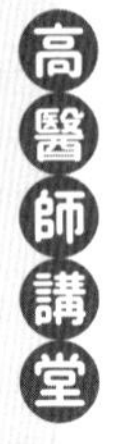

清涼心

清涼心指的是肉體在痛苦的時候，仍然有觀自在的能力。因為痛苦是一種訊號，而清涼自在也是一種訊號。清涼自在來自於本心，在特殊情況下可以蓋掉其他訊號的存在，讓你臨危不亂。

在量子的世界，當你有了觀察者，量子的不確定性就無法在有觀察者的狀況下顯示出特色。

有觀察者就是有心的狀態，無觀察者就是無心的狀態。你要用無心的狀態，才能照見世界種種量子互相干涉或自我干涉的狀態，而這些干涉的美，你才能覺察到。

當你有心，只能看到眼前的有限狀態。

所以萬物靜觀皆自得，只有靜觀才能全然自得，不會部分自得。而清涼心，一開始要先氣脈打通，身體舒服了，才能進一步體會到心的狀態，體會到心月輪的狀態。心月輪是所有登地菩薩前必經的狀態跟過程，也是過去口耳相傳的以心印心法門。

你無法接受的事，就是最需要放下的

我常被同行或粉絲問到，遇到病人或者喪事，身體不舒服要怎麼辦？

我年輕時覺得只要心存正念，應該不需要怕，後來發現好像不完全是這樣。所以我也嘗試過將小小本的《楞嚴咒》佩戴在身上，也試過把常唸的《金剛經》放在包包裡。

不曉得是心安還怎樣，這樣做之後，心裡會舒服一點。

開始接觸氣功後，我學會用理氣的手法讓自己平順一些，同時也比較了解這些咒語對氣場的變化，也更有信心。

但是隨著工作加重，這些干擾越來越明顯，我以前知道的，已經不能提供我的需要。

儘管有些人說只要心念正確，只要祈禱或無我無償等，就可以避免干擾，但在我身上似乎也不是這樣。當然，這樣說的人也許是對的，因爲每個人的潛意識藏著不一樣的設定跟動機，有些方法或許眞的可行，只是在我身上不行。

直到接觸催眠以後，出現《養心》當中的禱告詞，我覺得頗具效果。同時也發現，在幫助別人解決另類問題的時候，精油很常發揮效果，會讓人覺得磁場穩定，但對我來說，效果也只有一天。我想，或許是其他人氣的消耗量沒我這麼多，所以對他們來說是足夠的。

當一個人磁場不穩定時，會覺得自己空掉、少了什麼，或覺得自己破掉了、身體疼痛等，這些都還不是現代醫學可以解釋的，由於大部分狀況會自己改善，所以也沒什麼研究點。但當發生在己身時，會很想擺脫。我完全理解，因爲我也是這樣過來的。

後來，了解三魂七魄系統的運作，我才搞清楚是怎麼一回事。

不管中西方的系統如何分，我們都可以將身體想像成很多層的游泳圈。你可能某一層的游泳圈漏氣了，但其他層完全沒事。每一種事件，每一種心念，破的地方都不一樣，所以，只要感覺游泳圈破掉了，就會不舒服。

搞懂之後，再把游泳圈想像成 CD，一圈一圈的都是訊息的載體，記錄著你的訊號。

所以，所謂的附身、夢遊、失魂落魄，講的就是這些訊號被洗掉了，你讀不到自己的資訊，變成其他不屬於你的資訊。

理解這個情況後，我也幫一些患者擺脫這種狀態，包含腦傷、腦缺氧等，也因爲了解系統後我才有辦法處理、才有切入點。

走到這一步我花了大概十六年，所以我知道，很多人都想靠自己進入一種穩定狀態，但眞的沒這麼容易。經歷過這些過程的人都知道。

接觸身心靈，去了解你是哪個游泳圈異常了？哪個地方的訊號異常，導致你變成這樣？

比如，律師的工作常常得用某種模式贏得勝利，但這種心念會讓心臟的磁場產生漏洞，可能導致失眠跟恐慌症。

醫生的工作要用盡一切力量跟病魔纏鬥，很可能造成頭部與腎臟的磁場漏洞，導致焦慮憂鬱。

會計師用盡力量想讓數字對得上，便會引起眼睛的磁場漏洞，產生眼睛疾病與耳鳴。

形成這些漏洞的，往往都是自己堅信不移的正念。

以我自己爲例，因爲無法接受治不好病這件事，於是，相關的事情我都去扛，因此產生疾病的負能量轉移到自己身上的副作用。

接受自己也有治不好的病，這跟我的信念相違背。我會想：治不好？那要醫生幹麼？

這就是我的盲點。

認清這點之後，我放下了執取，持續修練。不知過了多久，就在某一天，我突然發現先前治不好的病，竟然治好了。

大家都希望能恬然自得，但現代社會人們要恬然生活，應該不容易。加上堅不可摧的習性，才有各式身心靈、自我修練的課程，化爲一把把鑰匙，讓我們學習如何在生活中取得平衡。

心神不寧與完整

說到三魂七魄，有網友問我，三魂七魄究竟是什麼？還有，要怎麼樣才能歸位？

首先，先讓我們來了解五臟六腑。五臟六腑在體內，人體內有五臟六腑才完整——請先有這個概念。

回到三魂七魄。三魂七魄聚在一起的時候，你才會感覺自己是完整的，少一個會覺得某部分的自己不在。例如：早上起床反應慢、明明很熟的事情卻想不起來、做完夢反應慢……都是因爲某部分的自己還沒跟你連結的緣故。

至於恐慌、焦慮、坐立不安、失憶，從這個系統來說，就是三魂七魄彼此溝通與凝聚的關係被破壞了。

那要怎麼讓他們產生連結呢？

古代一些特殊藥物有點像輔助的作用，比如硃砂、龍骨、石決明、童便、牛黃、琥珀等，都是可以將之歸位的活化劑。說歸位，其實只是讓系統更凝聚而已。症狀比較輕微的，可用補氣生血的藥物，或用顱薦療法、頌缽、音樂療法，也有幫助。

當三魂七魄的系統分離時，你沒辦法控制自己的心神，會時常想東想西，一下子這樣、一下子那樣，或責怪自己情緒不穩定，覺得自己很多劣根性等。其實不是那樣的，而是系統本來就是這樣。

所以，經過學習正念或者合一，三魂七魄的凝聚性才會變強，內在才會只出現一種聲音跟方向，不會一下子小天使，一下子小惡魔。

打坐或靜心也是這個理，學習收攝心神，不再心猿意馬。

我們遇到的所有事情，都是一個事件，透過你的想法，才產生情緒。一樣是下雨，當想法不同時，情緒就不同；情緒不同，後遺症就會不同。

所以，我們可以控制的其實不是情緒，而是想法。因爲想法是你的潛意識造成的。遇到竊竊私語，有人會覺得是在誇獎，有人覺得一定在講壞話；這是因爲想法導致了後面的情緒。所以我們讀書、看社群網站就是爲了修正想法，讓情緒的後遺症不再干擾自己。

關於三魂七魄的研究，目前我最信服的人，就是科學家史威登堡。他將靈魂的系統摸得最透澈，且在衆多人面前實證，大家有興趣可以參考《通行靈界的科學家》這本書。史威登堡在當時跟牛頓齊名，有很多讓人親眼見證的故事，有興趣的人可以搜尋 Youtube 或者買書來看。

我在研究七魄系統之初，發現七魄的古代圖畫，拿掉擬人化以後，長得很像人體的神經系統，搭配一些功能介紹（例如排除毒素、增加欲望等），有點像腸道內菌種的功能。所以如果要回頭說七魄是什麼，我會把它看成某個神經叢內支配的內分泌系統。

前文提到可以把這個系統比喻成游泳圈，如果我們再跨到另一個維度，把它想成量子化的 IC 板，有穿越空間、時間的特性，然後透過某種排列來影響人體的運作時，會發生什麼事情呢？

你是否有過本來心情很好，隔天起床突然整個人變得很憂鬱，並且超過一週以上的狀態？就是這個量子ＩＣ板出問題了。

民間稱它爲沖煞，可能導因於星象的不穩定、天干地支的影響、房屋地理的影響，或者其他能量場的不穩定。

包括我，許多醫生的臨床生活中，突然覺得下半身變得冰冷，這就是下丹田的氣被抽走；也可能突然四肢冰冷，胸口空洞不能呼吸，這是中丹田的氣被抽走；甚至突然覺得頭暈昏沉、思考不如從前，或者頭頂像被蓋住，這就是上丹田的氣被抽走。

不只是醫師，一般人也經歷過這些狀況。突然間發生，且沒有預兆、沒有感染，就是量子ＩＣ板出狀況、供應電源不穩定所導致。

有病人告訴我：「我沒做什麼虧心事，而且平常也沒跟人結怨，對人很好，理論上不應該會這樣啊？」

病人說的我都認同，我自己比較可以接受的說法是：雖然好，但還沒有好到可以避免這些干擾的強度。

怎麼說呢？

當你覺得開心、運氣好，或者很衰、運氣差，還是在這塊量子化ＩＣ板上運作。如果這塊ＩＣ板可以穿越時間空間，可以記錄過去現在未來；如果眞的有一個擬人化的天使在掌控你的人生，我想就是透過這個系統來引導的。

如果我們想掌控自己的人生，我認爲也是要透過了解自己的「心」（透過洗脈輪的方式，也有人透過身心靈課程），重新拿到控制ＩＣ板的主控權。

當這塊ＩＣ板的狀態自己無法控制時，該怎麼辦呢？

一位幻聽幻覺的成年人，在父母陪同下回診，已經改善很多。我看他腦部的經絡穩定很多，於是問他：「今年母親節，你有沒有陪媽媽過節啊？」他笑笑的點點頭說有，爸媽在旁很感動。

這類案例，常見的療法是用很重的藥物去壓，中醫則是以配穴、讓中醫特有的魂神系統處於低阻抗狀態，使魂神跟身體結合的路徑暢通，同時不需要消耗太多能量。

我自己的體會是，配穴就像電路板，你怎麼安插兩個點，讓效率變高或變低、放大或縮小，類似調頻。

也有一種方式，是直接用強大的陰陽哲學把系統安裝回去。

什麼叫陰陽？我覺得就是螯合的概念。

有句話說「花若盛開，蝴蝶自來」，意思是創造一個他人喜歡的環境，他人便會自己來。

這句話中，創造他人喜歡的環境如果叫陰，那麼，他人就是陽。

一位十七歲的弟弟想長高，回診時很有自信地開心坐著。我笑笑地對他說：「怎樣？有長高嗎？這麼開心!?」

他說沒量，但大家看他都說有變高。

我的做法主要是把命門穴跟大椎穴順一順，增加骨架可以發揮的空間，至於能長多高就看個人造化了。

在這個例子中，創造骨架的低阻抗是陰，我開命門跟大椎就是創造環境的意思（陰），同時，讓陽自己來配合。這個陽就是骨髓有動能想擴展，有能力擴展就會再長高一點點。

我在《養氣二部曲》所提到的種種，不論是創造愛、洗脈輪、化習性等，都是創造好環境的概念。祝福讀者朋友都能成為盛開的花，讓蝴蝶自來。

最深層的療癒，在於找到你的原廠設定

因為開設身心靈研究中心，接觸到各種不同的療癒方式。體驗藥輪瑜珈時，一開始，老師要我們先走路，體會走路時的身心狀態。有些人喜歡靠邊走，有些人喜歡黏人，只要看到哪邊有人就靠哪邊。認知每個人的喜好及個性不同，也是讓世界變有趣的地方。

伸展肢體，發出內在的聲音，然後緊貼大地，深入地心，重新找回自己身體跟人體的連結，這樣的磁場很厚實。

再來學習療癒，不帶任何臆想的，順著手部的感受替身邊的人療傷。雖然藥輪瑜珈跟醫學理論不同，但走法有其特定路徑，走完以後，覺得全身疲勞都恢復了。讓我暫時放下當時的煩惱。

於是我發現，最深層的療癒不一定在於學校醫院，也未必在山川大地，而

在於是否能體會與意識到怎麼感受你的原廠設定：那是最開闊的你，最溫暖的你，最充滿愛的你。

同時，感覺被愛充滿後，比較有機會反思。

例如，以前聽人說，「你就接引宇宙的能量，不要用自己的氣」時，我會很想吐槽對方，「不然你來試看看，是否受得住一百個人的病氣」，如果受得住，我就相信你有接到宇宙的能量。

但在被愛充滿後會反思：對錯有這麼重要嗎？

即使不使用宇宙的能量，世界上仍然有太多方法可以達到目標跟需求，只是我們的意識框住了自己，不願意踏出去而已。

順著自然走，草鞋一雙，包包一只，也許眞的最自然。

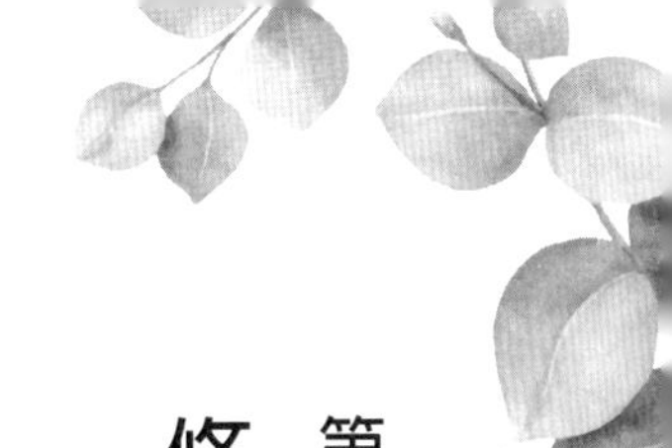

第五章
修行，就在日常生活中

白髮，是生命給我們的第一封信

行醫多年，許多患者都曾問我同一個問題：

「高醫師，在遇到生命中的許多障礙時，如果想要自己修行，應該怎麼做呢？」

為了成為更穩定、更能讓他人依靠的存在，我也時常閉關修行。

人生很辛苦，許多事情我們自己解不開。所以一旦有機會，我希望可以成為解開問題的人。

當頭上長出第一根白髮時，我們也收到來自生命的第一封信。這代表，歲月已經過了一部分，要抓緊時間體悟眞理。

許多帝王也都是在出現第一根白髮後，才體會到世事無常，因此修行。

我常告訴正在找尋答案的朋友，可以參考〈求道七步文〉這篇文章。雖然是文言文，但其中的道理淺顯易懂，我也幫大家整理出幾個重點：

我們常希望他人富貴，但其實望人富貴，不如送人金玉良言。

一個好的觀念落實了，人自然平穩踏實，許多好東西就會一直來。

再來就是虛心懺悔，人與人之間總有磨擦爭鬥，而七步文告訴我們，先檢討自己、不強認（不認爲自己一定是正確的）、不斷否（虛心求教）、不爲一切外相所迷的態度來檢視。

意思就是說，會發生爭執，不一定都是自己的問題，但也不能說跟自己全然無關。事情一旦發生，總要學會些什麼，才有機會繼續進步。

我曾經看到一篇有趣的文章，它說無論什麼經歷，只要能讓我們成長八％，就會自然而然地忽略其他副作用。

不是五%，不是六%，而是八%。

所以我們要學會把挫折當墊腳石，一旦因此進步了八%以上，反而會回頭感謝這個經驗。

在清除生命障礙的道路上，最玄妙的道理是教人修心煉性：不執著神通術法、符咒科儀，持萬法之宗體爲本來，集千經萬教爲一心。

當一個人的心思夠純潔，師長自然可與之以心印心，傳承衣缽。

修好了心，雖然看似沒有任何能力，卻比任何能力都優秀有力。

也因爲這個道理，至玄的教導不提邊緣的方法，也不強調修丹練氣，反而重視口傳心授。

一念通，一理通，先心通以後再回過頭學其他的，則根基穩固。

無論是〈求道七步文〉，或是至玄修心煉性的道理，這些幫助我們了解生命的方法，都要靠自己好好的行功立德，遵守本分與善良內在，冥冥之中自會牽引明師與你相會相遇。

對於老師，我們要尊重敬仰，看德性操守決定是否為自己要跟隨的人，而不是僅看年紀大小、外在穿著等。

有時候，一個七、八歲的小朋友，也可能蘊藏著大智慧。

我有個夢想，就是有一天可以身心輕盈，到處尋山訪道，跟有智慧的人聊聊生命的哲學與許多問題的解法。師傅引進門，修行在個人，一切都從生活做起。

覺察情緒與能量的關係並改變，心自安

當我們情緒不好時，身體也會跟著不舒服，最常見的就是生氣、不安時心跳加速。

情緒是什麼？

情緒，就是能量的流動。如果可以覺察到情緒只是能量的變化，就能在事

情發生時了解改變的過程，心就不會徬徨不安。

覺察能量的改變，稱爲冥想。

了解能量改變後對你的啓發，稱爲覺察。

不被能量的改變影響你的觀察，稱爲靜坐。

能量改變中你仍然能不變，則稱爲禪定。

修行有兩種方法：一種透過心法，一種則是透過科技；兩種都可以大面積地改變許多事情，只要能幫助你從低頻變成高頻，都是揚升的過程。

高頻的人因爲能量振動較快，比較容易有滿足感，低頻則容易有匱乏感，但不管滿足與匱乏，都是一種感覺，不是眞相。眞相是兩者都一樣，只是包覆在身上的磁場不同，影響的感官不同而已。

振動速度越快，顯化越快，心情也會比較愉悅，比較不會有許多小念頭。低頻的狀態容易互相比較，這個不對、那個不對，也會造成自己的困擾。

高頻的人想維持在高頻的狀態，有其弱點與需要學習的地方；低頻的人想變成高頻的狀態，也有其弱點與需要改變的地方。

但高頻通常比較舒服自在，選擇上還是以高頻爲主。而脫離感官控制的人，不管高頻或低頻都是能量變化的過程，不會偏失核心的體會與對什麼是眞相的認識，就沒有了恐懼。

而第三章的練習，就是讓我們覺察情緒、增加好能量，邁向高頻的方式。

祝福各位讀者朋友們，自在輕安。

病氣、敏感體質是怎麼回事？

讀者問我對於病氣的看法，以及治病救人時，會不會干預到別人的冤親債主？

我們每個人身上都帶有正電荷或負電荷。如果從更微觀的角度來看，可以將身體比喻成質子，磁場比喻成電子，這樣磁場就有如電子一般，轉著轉著形成一個屬於自己轉速頻率的「場」。

既然轉速跟振動頻率決定了你是誰，很自然的，世界上也會有各種不同於你的結構。**這些結構有各自的轉速跟頻率，只要你們之間產生的共振不協調、影響你，對你來說就可以稱作病氣**。

而有些人的轉速跟頻率，會因爲核心結構的穩定跟加速調控，讓他們有能力解開外在的磁場干擾。

這類人會覺得世上沒有病氣，因爲他感受不到。

如同一輩子沒感冒過的人，你跟他說有感冒這種病，他們會覺得你在說什麼啊？

沒錯，在他的自身經驗裡，眞的沒有。所以，有些人選擇只相信自己身體的體驗，而不去看外邊其他人的哀嚎。

你的核心是誰？核心就是如何定義自己。

如果你的核心充滿善意、正念循環、勇敢，核心轉化的速度就非常快。

這樣，即使磁場受到干擾，自我調控的機制也很快。

那有所謂冤親債主的干擾嗎？端看你從什麼樣的高度來看。

如果從下往上看，那眞是多得不得了。每個人因爲互相欺負、欺騙、毀謗、傷害等造成的負能量，都記載在剛剛講的電子循環軌跡當中。

你沒辦法解析，是因爲看不懂軌跡的路徑。

實際上也不需要去看懂，不穩定的軌跡就是負能量。兩個負能量加在一起就變成「果」，生根發芽，產生了結局。

有些人的高度比較高，對他來說，冤親債主並不存在。

在他眼裡只是好幾團不穩定的磁場而已，只要用一些方法調整平順就解開了，事情自然走向圓滿。

很多人看不懂我在調整什麼，因爲我不是單單順從身體結構，用針調整筋膜、穴道。我是把軌跡調成雙方可以接受的醫法。經過長期靜坐跟練氣後，我可以感受到這些不穩定的磁場，進而完成更全面的調整。

有時候，遇到比較大的案例，調整完也會頭痛、身體不舒服、四肢冰冷等。但是現在越來越不會了，因爲對我來說，這都是修行鍛鍊的過程。

如果一直撿好康的吃，不好的都不吃，怎麼會成爲人人敬重的人呢？

一定是你願意做別人不願意做的事情，願意解決別人解決不了的問題，一步一步慢慢累積，才能稱爲六度萬行。

最後，如果是敏感體質的朋友，平常面對負能量，該如何自我保護呢？使用外熱源（藉由外來方式溫熱身體），遠紅外線、撓場、攜帶玉佩、保持正念等，都有助於穩定自己。

如果是身體不好、器官衰弱的人，先以鍛鍊身體爲主。

每個人對病氣產生的反應大小及原因都不同，無論使用什麼方法，都是一種助緣，而最重要、最關鍵的，還是回到自己的想法。

一念之間。

修行，是體會生命本質的過程

關於修行，我自己的體會並非唯一解釋，但希望這些心得能爲讀者朋友帶來一些幫助。

一開始學靜坐，當然是希望身體健康，諸事平順吉祥。

後來發現，還是必須從修改自己的個性跟想法著手。

十幾年前剛開始學習時，我總是瞎忙路線。

每天花兩小時靜靜坐著，覺得自己坐得很好，其實這都只是枯禪。

經過約一年半到兩年的時間，才開始有所謂的氣感，覺得腎臟熱熱的，像煮水餃一樣，有氣在跑。

這時，我也透過中醫的經典，了解所謂大小週天與氣脈運行的道理。

再後來，遇到比較懂的人，就跟著一起學。

雖然每個老師指導的方向略有不同，當時我也不知道怎麼分辨對錯，所以就跟一般人一樣，誰對我有幫助就遵循誰，這樣練習下去。

當時我想，如果能量夠高，大部分事情都有能力處理跟解決才對。

不過像這樣且做且走地做下來，發現我的智慧並不完整，導致人生與修行沒有結合在一起。

當你認爲自己能量高，卻還諸事不順時，要麼是心性出問題，要麼就是練法出問題。

爲此，我不斷地修正檢討。

在持續看一些以前看不懂的書後，漸漸地也融會貫通了。

我發現一切很簡單，只要把人體的動能跟腦部的動能連結起來。

這時，我已經可以放下所有外在的說法，找尋自己的說法。

也是如此，才有了《養氣》《養心》這兩本書。

爲什麼一定要有自己的說法呢？

因爲如果不了解自己想幹什麼、做什麼，或是往哪個方向走，怎麼走都會遇到逆流。

沒有方向，就跟在森林中迷路時，沒有北極星指路一樣，走的路沒有邏輯。

也因爲過去的經歷，加上諸位老師的各種優點匯集，讓我可以練到某種層次。比如，讓昏迷狀態中的患者說完遺言再離開，或是延後兩、三天再離世等。

生死有命，將能量給即將死去的人，也只能讓生命延期，而不能逆轉。

但至少對需要我的人來說，已經有所幫助。

能做到這些的原理是：只要下丹田的氣夠滿，人的身體就會有一個基本呼吸的韻律。有了韻律，胃的氣就會動，而胃的氣動，會使腦部活化，就能做到比較難做到的事情。

不過氣是有限資源，因此這也只是暫時的，不是想給就能一直給。這也是我不斷學習的原因，要怎麼把有限的東西變成無限？該改變哪個環節才不會出錯？

現在，我多半利用腦部下視丘的機能，跟肚臍中的退化結構（臍動脈與臍靜脈在出生後會退化成小韌帶，成爲氣的導管），並透過人體原有的動能，將兩者相互連接。

原理是，下視丘管理人體的內分泌系統、警覺性與敏感度。當這條線的電路被打開，人比較可以維持體力跟思考。

到這裡，講完人體內氣與能量流動的現象，也是大家平日生活中比較容易上手練習的部分。

接下來要講的是更深入的部分。

因爲比較難立刻全程走完，所以我記錄下來，提供給有興趣的讀者參考。

當你成功將腦部的電池與肚臍的電池連上以後，必須維持這個充電狀態。這樣，在靜坐的時候，頭部就會開始出現亮點，而隨著靜坐者的心念越趨純淨，亮點也會越來越亮。

當這個亮點夠亮、夠清楚，會出現一個很特別的現象：感受到自己是誰。到了這個狀態，你會發現以前很多看不懂的現象或書，開始看得懂了。這時，你體會到如何用另一種觀點，理解這些文字，也發現世界比自己想像的更寬廣。

用一般人習慣的話來說，就是擁有第六感的敏感度、開啓第三眼、激發松果體等。

感受到自己是誰以後，只要持續精進，身體的大脈就會越來越開。在任督脈充滿氣和能量以後，中脈脊髓的中央管就會開始運作，這時身體才有辦法進入合一的狀態。

進入合一的狀態，就會開始結金丹，產生比「認識自己」還更完整的產物。

至於什麼叫做更完整的產物，我就先略過，因爲一旦眞的發生了，你會很清楚地知道那是什麼。

你會開花，會結果，與自己的身體合一。

走到這邊，也會覺得如釋重負。以前的所有努力，都有了收穫。

不過到這階段，還處於有爲法的範圍。你還是把自己當成一個活的生命在生活，所以沒辦法放下許多事情、心念，體會生命原本的狀態。

最重要的，是走到合一又圓滿的狀態。

當你持續精進，有一天會突然發現，頭部變成像鏡子一般，很亮、很漂亮。

無論是過去的顯影、未來的顯影，都會在這個狀態中顯現。

而當你運用自如時，如同擁有一面大圓鏡，可以觀照世界的種種，由此產生特殊的智慧。

這面鏡子會伴隨著特殊的圓光，你可能會對這道光感到好奇，在寧靜的狀態中去研究、觀察它。

然後，你會觀察到每個生命體都有這種獨特的圓光。

它就在那，好像沒生，好像沒滅，但種種規則，卻又似乎與它有關。

這道圓光，沒有燃燒，卻可以隨著道行越來越亮。

有點像在冶煉金屬，金屬的本質不變，卻越來越純。

再回頭想想歷代的經典，比如〈永嘉大師證道歌〉裡的「一顆圓光色非色」，或是摩尼珠、明鏡台、一性圓通的比喻等，就瞬間了解了。

體會生命的自我理解，並發現這個狀態存在於每種生命體後，你會開始覺得每個人都是不得了的，對平等性的體悟也隨之而來。

圓光明鏡既不可捉摸，卻又讓人心安清涼，這是生命圍繞著這個特性出現的過程。此時，對於空性的體會就出現了。

當你體會到空性，也了悟了平等性，理解世界的概念，自然不同於以往。如此，又產生了慧性。

到這邊才發現，修行，原來是體會生命本質的過程。

我怎麼了解自己、怎麼了解別人，然後找到共通性、清涼、寂靜、自在。

以上是我個人的淺薄體會，記錄下來提供參考。

希望有機會再走得更深入，幫助我更了解自己，才能提升自己，幫助需要的人。

乘願再來與死亡的意義

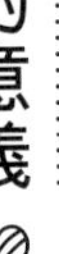
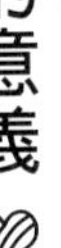

有網友問我，乘願再來的意義是什麼？死亡的意義是什麼？

我想，他們應該是想問：爲什麼生命不害怕再來？這裡這麼恐怖，一堆挫折。

是這樣的。基本上，當你身上的三個丹田互相串接聯合的時候，心中對生命的恐懼感就會消失。因爲你已經可以體會到生命就是這些氣在運作，掌握到某部分的本質了。

之後，你會開始尋找身體能量運作的最佳化路徑，能量排列進入像石墨烯般穩定的傳導狀態，大幅度降低身體的耗能。

於此同時，你會擁有很大的頻寬，能用身體感受舒曼波這類地球外磁場的變化，一步一步地越來越大。也可以說是不斷地與自己以外的東西產生共振，修行就是這樣。

接下來，你會感受到很強大的愛籠罩著你，感覺被保護、被包圍，有人說那是宇宙之心，或上帝的光、道源等。此時，你的身心開始出現改變，而當你體會到身體眞正的快樂跟愛是什麼，自然會回過頭修正待人接物的感受與表達方式。你也體會到，在這個能量的照映下，生命並不需要害怕衰竭的問題。

最初仍然會患得患失，因爲你不見得隨時都可以感受愛的能量並接軌，所以仍然會介於有跟無的思考界線。一旦穿越，發現了心中心（在我們原本認知的心之中，還有一個更細膩的結構），會知道原來這是一個介質（包含眞空介質常數、磁眞空常數等常性狀態的介質）。

你體會到，原來大家都在這個介質當中。而當你將自己定義成介質的時候，便能了解到何謂「色即是空，空即是色」。

你要認爲自己是會衰變的氣，還是不生不滅的介質呢？

當你認爲自己是氣，當能量大到某個極限的時候，會有你就是創造者、與宇宙合而爲一的感受（即來到第八、九脈輪）。

當你認爲自己的本質想法，原來就是氣的變化，回歸不過就是一種介質狀態，便能體會寂滅與無我。

走到這一步，接下來要用氣的方式生活？還是用介質這種空中寂滅的想法生活？就看自己的選擇了。

當你有能力處理好身心狀態時，乘不乘願對你而言，是不是就相對沒意義了？你不認爲有一個「我」在回來，你的心已經容納了所有現象。當你處理事情的時候，會回到氣的狀態運作，此時氣的能量高低，也決定你運作到什麼層次。

所以，每個體會到空性的人，也會因爲對氣的應用方式不同，決定了別人將怎麼定義他。例如我們會說，某某老師喜歡獨行、某位律師喜歡熱鬧……每個人對外的表達方式都不一樣。

話說到此，也來談談死亡的議題。廣義來說，死亡就是從一種能量狀態變成另一種能量狀態，但這都不是眞正的能量狀態。能量狀態當中有一些路徑，可以幫助釋放自己的頻率，引起共振，讓身體的小洞天跟外在的大洞天相呼震盪，引發共振態。

鼓勵你思想清淨、助人，主要作用是讓你在領悟更深的道理之前，避免跟不愛、不舒服的環境共振。（以讀書爲例，當然是每天開冷氣在家讀書比較舒服，而不是去沙漠或有強盜的環境。）

所以，善跟惡不是根本究竟（終極眞理）的方法，只是方便法（類似基本入門法，爲的是讓大衆先懂，但仍有缺陷）。最重要的還是在於，你怎麼看待自己的生命狀態。

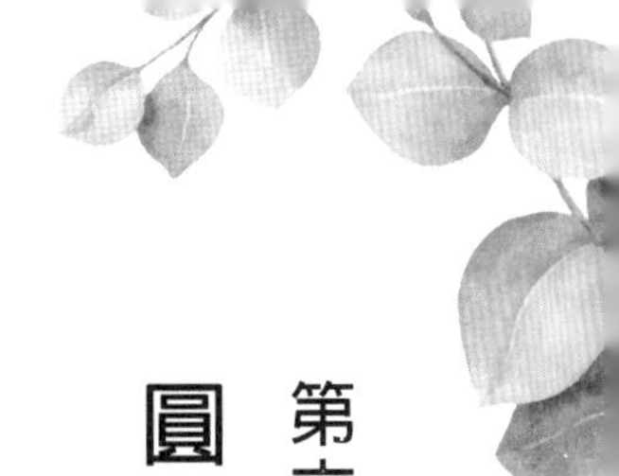

第六章
圓滿

調整信念，解開課題

帶氣功班時，跟大家聊到「課題」，發現有時即使一句話，只要能深入內心，引動的變化是很大的。

比如，有個乾眼症患者，除了一般治療外，我也覺察她的課題。可能因爲她不希望自己的眼淚浪費在不值得的事情上，或者源自被欺負過，她不希望掉淚，覺得爲此流淚是不值得的信念導致。

於是我告訴她：「妳可以用眼淚紀念許多事情，不用逞強，不管怎麼做，妳都會是完美的。」

一講完她就哭了。我並沒有問她爲什麼哭，或許是打中病人心中某個隱藏的心事，也或許是心結解開了，她的身體狀態會邁入新的階段，更加健康圓滿。

一位學員有甲狀腺亢進跟心悸的問題，我進入她的圈圈覺察後說：「其實妳不需要當女強人才能讓生活圓滿，小女人也可以。」說完她也哭了，並告訴我她的故事跟難處。

我回應：「因爲妳誤信了一定要做到 A 才能達到 B 的成果信念，導致妳的身體一直產生矛盾，無法釋放出深層的疲勞。改變這個信念，一切就會不一樣了。」

又例如有位主管長期失眠，我在感受對方磁場釋放出來的訊息後，發現他有「想成爲佼佼者」的信念。我告訴他：「你可以成爲佼佼者，但不需要把自己逼迫到極限才能成功，慢慢來也可以達成。只需要轉個念，了解你相信的必要法則並非全貌，了解自己可以用另一種方法達到目標。」

聽完我的話，對方胸口的一股氣就鬆了下來。我想，只要他轉念，身體就可以放鬆。

還有位男性個案，長期視力很弱，除了一般治療外，我發現他的課題是，不敢表達自己的覺察。

個案聽了頻點頭，告訴我，他就是因爲擔心自己說的別人聽不懂，怕被當異類，所以潛意識一直逃避人群。

「要相信自己覺察到的，並勇敢表達出來。即使別人不了解或不懂，你也會是圓滿的。」我告訴他。

關於不敢表達，我很有經驗。有好長一陣子，我也是這樣，怕自己不被接受或不被愛，不敢做自己。

自從我了解「每個人都需要被接受」的道理以後，看待疾病的狀態也不同了：我不再用因果去看待。因爲看似來報仇的，其實從另一個面向來看，也許只是希望你需要他。

有個小嬰兒很可愛，爸媽說他晚上都不睡覺，就算睡了也睡不好。

我感受了一下，發現這個孩子的課題是：因爲爸爸媽媽晚上心情不好，我想要他們心情好，所以一直釋放自己的能量，希望可以改變他們。

於是，我也不管小嬰兒聽不聽得懂，我告訴他：「你不需要釋放自己哦，你很乖，爸媽都知道，他們會用自己的方式圓滿。」

說完這句話，我看著小嬰兒的眼神，我的天，他竟然笑了一下！之後，我也與不同的小嬰兒進行心靈上的對話，發現他們內在的某個覺知是收得到的，很有趣。

有時候，類似的訊息不知道會改變誰，但往往一句話突破心房之後，人生的狀態就會不一樣，疾病也會漸漸改善。

每日一念：祝福他人豐盛

過年的時候，小孩子最開心的就是拿紅包了！

沒想到，我也拿到了紅包，而且還是房東給我的。

「來來來，這是新春紅包！」當房東笑咪咪地拿出紅包時，我還愣了幾秒。

長這麼大，沒聽說房東包紅包給房客的。

而且不是象徵性的一元復始，這一包還眞不小！

所以，人家發展得這麼好，不是沒有原因的。

這給我上了很大一課。

過去我常樂於分享《失落的致富經典》等三本書，從中知道感恩的力量。

如今，房東的行爲，讓我更加體驗到致富的力量。

一般人想的是「如何把別人的錢放入自己的口袋」，但如果轉個念，「幫人把錢用妥當穩健的方式放入他們的口袋」時，自然會無往不利。

就像房東，根本是把他人的財富當成自己的來照顧，房客們對他的向心力就強大。而我相信如果他連房客都這樣對待，平日對其他人也會同理照顧，如此的善念就會回到自己身上。

我非常感謝房東以實證行爲讓我學習，體會照顧他人財富的過程跟感受。

希望我們未來有一天如果成爲別人的房東，也能讓房客感覺溫馨與舒服。

至於目前還不是房東的你我，要如何幫人把錢用妥當穩健的方式放入他們的口袋呢？

想到網友分享的文字：以前年輕的時候，覺得要毫無保留地講出自己所有的祕密，才叫掏心掏肺的眞朋友。

長大後才知道，眞正眞誠的朋友，不需要你講出所有祕密；志同道合的朋友，不需要你刻意地討好；眞正欣賞你的人，永遠都是欣賞你開心跟自信的樣子。

我覺得這段話與房東的行爲，有某種異曲同工之妙。

所謂金錢，背後本質是要讓人們相互交換各自有的，並帶來豐盛。而不單單是錢而已。

因此，就算我們現在不是房東，或者仍處於打拚存錢的階段，仍然有源源不絕的資源可以照顧他人。

方法是每天一念，希望別人更加圓滿、順利，更加健康、美麗。

尤其當嫉妒心起時，更可以此取代「他不能比我好」「他過得太好我會不開心」的念頭。

轉念，是最好的美顏產品。

我是很喜歡創新的人，也不愛重複說同樣的話，相對地也比較沒耐心。房東的紅包和網友的分享文再次讓我省思，希望有一天我也能調整成即使沒興趣，一樣能祝福所有人都更圓滿、更順利。

善緣：中肯的誇獎與鼓勵 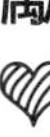

今天聽到一則關於女性要如何持家的演講。

答案出乎意料之外地簡單：只要一直誇獎老公就對了。

看了令人不禁莞爾。原來啊，世界上最差的男人，九九％都是自己的老公。

演講內容大致是這樣：

世界上沒有一無是處的老公，只有不懂得理解與關心丈夫的妻子。

不是每個男人都有實力跟運氣可以家財萬貫，但是，他拿回家的每一分錢，都是對家的責任跟存在。

一個信心滿滿的男人，會因爲妻子的嘲諷與嫌棄，變得一無是處；而一個碌碌無爲的男人，也會因爲妻子的鼓勵，變得鬥志高揚。

妳越懂得他的不容易，他越會爲了妳拚命。

我想同樣的道理，男女生反過來都適用，因爲從別人嘴裡說出來，打中心裡的點就會不同。

如果被中肯的誇獎、鼓勵，自己也會想更加努力。

將心比心，想到這裡，我也期許自己成爲懂得中肯誇獎別人、鼓勵他人的人。

這個短講也讓我想到一篇文章提到，人生的道理很簡單，就是四種差距而已。

哪四種呢？

答案是信息差、認知差、執行差、服務差。

信息差是，我有別人沒有的第一手資訊；認知差是，我有別人沒有的思考模式；執行差是，我願意做別人不願意做的事；服務差是，一樣都在做，我的服務跟細膩度都比別人好。

了解這四個差別，就可以知道自己何處不足，並學習如何優化自己的態度跟行爲，應用於生活當中。

太多人提到家庭關係失和，工作不順利，夜夢不安樂。想想，其實很多時候只是因爲諸多嫌棄。

如果能用另一種角度看生活，你會發現那些別人重視的優點，對你來說不見得是最重要的。當夢想都實現了，也比不上睡得好、睡得沉、睡得幸福。

對於不喜歡的惡緣，有很多方法可以躲藏逃離，但是想要有善緣，就一定得從自己開始。

不會有路人對你特別好，所以，善緣也要靠自己不斷地累積！

當人生突然失去動力目標

以前的老患者傳訊給我，說最近爸爸剛離開，覺得人生突然沒了目標，可以怎麼做？希望我有空時給點建議。

人生突然沒目標有兩種，一種是心靈的洞澈，知道本來就沒有什麼事要忙；另一種是能量耗盡的疲勞，想用力氣振作也沒力氣。

如果你是屬於第一種，心是寧靜安詳的，了解一切都是純粹的生命現象，既然已經失去，就只能祝福，希望不斷改變的各種形式更加圓滿。這種狀態如果能搭配呼吸更好，呼吸均勻，不長不短，不快不慢，不冷不熱，口中唾液甘甜，這是好的狀態，不需要改變什麼。只需要多深入經藏，了解更多智慧，多接觸良師益友，其餘的你都做得很好了。當許多人在被煩惱吞噬的時候，你已經知道煩惱的解法。

如果是第二種，能量耗盡的，眉毛上端會暗沉，更嚴重一些，眉心是暗沉的，最不好的就是整個額頭都暗沉。這個狀態屬於心光沒開，心光沒開就會處於低能量。低能量的狀態會吸引更多低能量，自然許多事情就逆著你，就算想振作都起不來。

處於這種狀態的你，可以挑個風和日麗的日子，到有小朋友嘻鬧的地方走動，感受他們活潑好動的歡笑，也可以到磁場穩定的佛堂、教堂（看你喜歡什麼），洗一洗身上的塵勞。像我家有佛塔，我以前會順時鐘繞佛塔，清洗自己的磁場。或者找懂得療癒磁場狀態的治療師，幫助你放鬆身心。有些針灸、水晶、音樂、手碟、能量晶片、說話引導等，也都有所幫助。

或者到我的臉書翻翻舊文，這也是我為什麼喜歡寫文章的原因。有時不經意的一些片段跟生活體驗，剛好對正在該狀況的人有幫助。

說到不如意，我也有很多狀況，靠自己讀經跟檢討來改變。只有從被害者變成改變者的角度，許多課題才能過關。

《華嚴經》說「一念瞋心起，百萬障門開」。雖然很常聽到這句話，但我最近才知道這句話是從《華嚴經》出來的。意思是說，當你看什麼事情不順眼的時候，失去開心、成就感、對世界的喜悅、對人群的信任，失去了安穩、自在，經書列舉了九十三種失去；從此，當你想到自己的不如意時，就會想到，哎喲喂呀，我不如意一下子，卻失去了九十三種快樂，不划算啊，便會再振作一下。

其實就我自己的經驗，看著這麼多人來來去去，臨終前的人，除了想跟重要的人好好說幾句話以外，便是回想自己有沒有做什麼好事。所以讓他們安心的方法，就是讓他們知道自己這一生對社會是有貢獻的，或者知道在另一個世界有所依靠，就不會害怕。

當上天送來痛苦的禮物時，如何轉化負能量

如果頂頭上司害你坐了四年牢，你的人生還能重新站起來嗎？

我看過這麼一個故事。故事主角叫孫宏斌，很有才幹，深受老闆柳傳志的信任。

後來因爲太有能力，疑似被老闆反將一軍，觸犯了貪污公款而坐牢。

一開始孫宏斌很氣，一直上訴，原本判五年的牢獄之災，也在上訴到第四年時總算通過。

但經過四年的大好青春，他的人生也算是毀了。

於是孫宏斌想：「難道我的人生就這樣嗎？我有沒有辦法把這個負能量轉

變成正能量，有沒有辦法拿到痛苦背後的糖果？」

當孫宏斌想開後，他一出獄就跑去找柳傳志。

柳傳志看到孫宏斌，嚇都嚇死了！想著：「他一定是要來找我麻煩。」沒想到見了面，孫宏斌出乎意料地深深一鞠躬，對柳傳志說：「不管過去發生什麼，我想跟你說聲對不起。」

柳傳志也愣住，心想：「現在是怎樣？發生什麼事？」

不過既然對方都道歉了，就順勢問道：「沒事，我的手段可能也有點過分。你需要什麼？」

孫宏斌說：「我現在剛出獄，有案底，可能什麼都沒辦法做。你借我五十萬吧，我來創業。」

聽到這番話，柳傳志心裡嘀咕：「我讓人家坐了四年牢，也是有點過頭了。」便回答：「沒問題，你創業我全力支持。」

因此在前老闆的幫忙下，孫宏斌創業非常順利，成功打出自己的天下。

現在的孫宏斌，是融創中國董事長，公司也成爲中國四大房地產公司之一。

他將原本的負能量轉變成正能量，拿到了痛苦背後的禮物。

這故事給我很深的啓發。是啊！既然痛苦來了，該怎麼拿到痛苦給我的教訓，拿到上帝隱藏在背後的禮物？於是我看見了自己的不足。

我也對自己說，當下次痛苦來臨時，一定要想辦法拿到背後的禮物，把負能量轉成正能量。

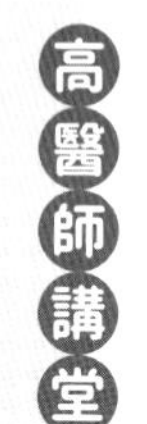

修心

我們來談談什麼是心。

你知道嗎？修心的上法與次法，步驟都一樣。

差別只在於，你怎麼看待人生。

舉例來說，當你把整個宇宙當作丹爐，把靜定當作火苗，練的就是上法。

當你把天地當作丹爐，把經世致用當作火苗，練的就是次法。

過程步驟、呼吸吐納都一樣，僅心態不一樣，你就不一樣。

還有無量之法，指的是心中廓廓，萬法一宗的境界。

所以人常說，心有多大，世界就有多大，是真的。

心改變了，你的世界也會改變。

分享來自耶魯大學五個關於人生、心理的功課，我覺得很實用：

- 永遠對自己有自信，即使會做錯，不怕丟臉。
- 煩惱痛苦不過夜，每天都是最新最好的。
- 定期清理情緒垃圾，為陽光留存空間。
- 對優秀的人，發自內心讚美。
- 面對任何人，保持不卑不亢。

我們改變不了別人，你想改變誰、讓別人怎麼樣，是不可能成功的。

就算是最親的人，也改變不了。

但是，當你改變自己，所有的事都會不一樣。你以前改變不了的人，也因為你的變化而改變，這就是心的力量。

天時地利人和：不二法門

有天，學弟跟我分享近日成長的喜悅。

聽完我也很開心，一路走來我們都是吃足了釘子，才體會到怎麼做人處事。

總歸來說就是兩句話：脾氣，替你帶來好風水；持戒，替你留下好福氣。

人生中，我也曾經犯下很多無知的錯誤。存有僥倖的心態，覺得別人都那樣，爲什麼我不行。

可是有一天，當我開始走上軌道，那些僥倖的錯誤，成爲了破壞軌道的石頭。

有時候，成熟會讓你變得孤獨，因爲經歷過一些淬鍊，遇上別人不會碰到的麻煩，經驗了別人不曾經歷的討厭。

也因爲這些過程，你漸漸學會戒掉自己的脾氣。

有人說，人發脾氣時智商是零，我想是眞的。

就跟戀愛一樣，戀愛時，即使智商也是零，總不能因爲這樣就不戀愛。

脾氣跟我們給自己的人設很有關係。

你想當君子，所以遇到違背道德仁義的事情會動怒。

到頭來，框架還是自己給自己的。

外圓內方，把框架留給自己，方便留給別人。

價值觀會隨著年紀與禪定而改變，有些人久看不厭、耐人尋味，就是眞人。

很多時候，我們的煩惱其實就是對過去的執著、對現在的不滿，與對未來的焦慮。

所以，如果遇到解不開的困難，照這幾個步驟，一步一步了解自己吧！

．我現在感覺怎麼樣？

・我為什麼有這種感受？

・我想怎麼處理？

・這樣處理的後果是什麼？

・這個後果五年後再回頭看，還是我要的結果嗎？

問完這五個問題，許多事情也許就會想明白了。

只要努力，總有一天會有人討論你、議論你，因為你有點不一樣了。

這時，不要覺得自己很重要。

這些都只是人們茶餘飯後的閒談。

李鴻章的孫子與盛宣懷的孫子，最後是一起餓死的。

一個是最大官員的孫子，另一個則是當時首富的孫子。

在當時，這件事看起來很嚴重，但最後也只變成一篇網路文章。

《原子習慣》提到每天進步〇・〇一，三百六十五天以後，將是原本的三十七倍。

但很少人跟你說，當你比〇．〇一再進步〇．〇一，變成一．〇二。三百六十五天以後，將是原本的一千三百七十七倍。

就是這麼一點點差距，日積月累，讓每一分選擇成爲你的未來。

每一段時間，身邊的人會不一樣，因爲你在改變的同時，別人也在進化。

希望我能透過學習，化爲通往幸福與智慧的鵲橋。

有一天學弟問我：「看病要怎麼樣才能萬全？」

我說：「我還達不到那個境界，但我知道方向，可以稍微說給你聽。」

天地的總數是十，可以分成三、三、三、一來看。

其中的一，代表天地萬物共有的資源。

三個三，分別代表天、地、人。

天，代表宇宙運轉的週期變化，也有磁場的變化。

當你站在風口時，豬都會飛，但一旦過了時間點，再怎麼厲害也是一般人。

地，代表地球的山脈跟水脈，經過降頻以後產生的靈脈。

山水若是沒經過降頻，能量太大，人沒辦法取用。因此凡事要剛好適中。
人，代表自我發展的智慧與科技，比如醫學知識、人體規律等。
三者結合起來，變成天時、地利、人和。
天時，讓你感應到良好的身體條件。
這不是我們能決定的，與過去的起心動念相關。
地利，讓你的祖業資源可以豐沛地與生命互動。
當你的脈輪普遍充滿能量，才有動力。
人和，透過讀書、學習還有研究，了解調整生命的技巧。
剩下的那個一，就是萬物的回歸不二法門。
所以要達到萬全，有太多未知需要學習，談何容易！
生命卻也有趣，有共通的入口，那就是不二法門。

人生的終點，往往需要的是一句「有你真好」

有時候最討厭你的人，反而是最需要你的人。

我想每個人在某方面，都希望自己是被需要的。

這就是愛的來源，也是我執的來源，是一切糾紛的源頭。

體會這個道理後，我決定用「其實我很需要你，很愛你」來回應許多事情。

我也了解爲什麼過去有許多事總是行不通。

因爲反擊、爭吵、辯論，都是多餘的。

人生的終點，往往需要的只是一句，有你眞好。

以前也會覺得：「唉！上帝啊，我這麼努力，怎麼不讓我被看見呢？爲什麼要讓我坐冷板凳？我是那個很想照顧別人的人啊！選我選我。」

但仔細審視自己的課題後，反而知道不需要這麼努力表現，也會很圓滿。

你的生活不需要這麼用力，也會很開心。

甚至，你不需要有任何知名度，需要你的人都會找到你。

這些都是被層層包裹住的自我課題。我也是最近在幫患者解答這類問題時，才慢慢重新看到自己。

我曾經遇到一位不孕症患者，幫她調整時，我轉換到精微體的能量場去感受。

她給我的感覺像在說，是我自己不要生小孩的，我不是不孕，我是不想懷孕，我想照顧爸媽。

於是，我把這句話原封不動的轉述給當事人，她聽到後立刻噴淚。

很普通的一句話，不知道觸動到她內心深處的什麼機制。

後來家人才說：「是啊，這孩子爲了照顧家人，放下國外的生活，飛回來台灣。」

因爲一句話，解開家人的結，也解開自己的結。

後來再次幫她看診時，我決定在精微體中重新加上一句話：

「其實就算有了小孩，妳一樣可以很圓滿地照顧家庭。」

這句話是說給患者的精微體聽的，藉此改變內在人生設定的自我藍圖，減少內外的矛盾。

透過一些案例，我也越來越了解，很多時候，外在的顯化，都起因於不同頻道人體能量場的互相矛盾。

每個人出生都有自己的藍圖。

有時候，這些藍圖會被後天的教育跟思考模式破壞，比如：要變得有錢、要很成功、要出人頭地等。

這些東西對某些藍圖來說，是重要、也需要的。

但有些人的藍圖明明不需要這些東西，卻又拚命追逐，這樣就會很累，長期的磨擦也會使人生病。

人生其實不需要包容，但當你願意包容，也代表你認識了自己的廣大。

人生也不需要柔軟，但當你願意柔軟，代表你清楚了自己的無可限量。

人生可以討厭、可以恨，但當你願意不討厭、不恨，代表你累了，想重新開始。

人生不一定需要愛與溫暖，但當你願意有愛、有溫暖，表示你看見了生命可以如此喜悅。

你身邊有沒有那些想對他說「有你真好」的人呢？

甚至有些是你平常相處不來的人呢？

如果能進入這個狀態，對他說：「有你眞好，謝謝有你。」

我想你已經進入很幸福的世界了。

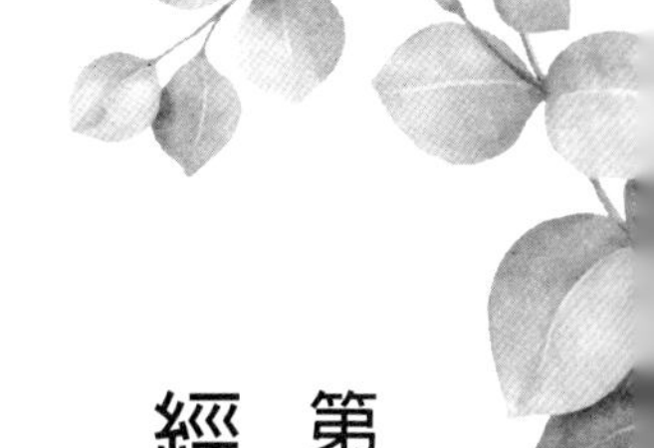

第七章
經典告訴我的事

本章是我長期讀經典的心得分享。

地藏經

我對佛家經典有興趣，正是因爲地藏經書的啓發。

大二那年，我跟學密宗的朋友到台北龍山寺拜拜，順道買了一些命理書。當時我正在學斗數八字，回程路上這位朋友從龍山寺拿了一本《地藏經》給我，讓我回去讀。就這樣一個舉動，讓我對於許多深邃的智慧有了啓蒙。（因此我也很喜歡勸人助印經書，或者拿給有緣的朋友。）

當時我沒讀過經，頂多看一些勸世文。我在火車上翻看著《地藏經》，不知道為什麼，內心無比雀躍，好像得到什麼寶藏般，開啓了我體內深處的記憶。心裡想著，哇，不過是讀經就有這麼多好處，眞是賺到了。回到台中後，又請了二十餘本《地藏經》，站在校門口發。現在回想當年，自己的確怪怪的，也不知道為什麼會想這樣做，但當時是滿心歡喜地希望把福音傳出去。順利親手發完二十幾本，回到租屋處時，發現家中都是花香味，整個人說不出的清爽暢快，滿臉笑咪咪的，維持了一天一夜。這也讓我更加深信因果與經書的不可思議，因為親身經歷過。

我就讀於中國醫藥大學，旁邊有醫院，也有很多素食餐廳。餐廳內有小書櫃放一些給人結緣的佛經，只要是沒看過的我就拿回家看，也啓發我一些基本觀念。

人們常說《地藏經》會招陰，其實這點跟每個人累世的因緣有關。如果你的根器比較好，常遵正道而行，基本上這些奇怪的事就跟你無緣。所以為什麼佛經前面要放這麼多淨口業眞言、淨意業眞言、淨身業眞言、安土地神咒等，就是避免本身證量不足，念經時招感異常。但這些事遇多了，現在我也會建議，找個好的清淨戒師學習，避免常見的副作用。

基本上，如果念經方法正確，臉色會白亮。白亮是佛家的基礎光色，道家是黃亮，各種法門都有其對應的磁場。如果你做起來體力越來越差，身體越來越不好，代表可能哪些地方不如法，找個好的清淨戒師請益哪邊不對或者哪邊沒做好，才不會有後遺症。

有前輩提到，早年修行時很認眞的親筆畫了地藏菩薩的美美佛像，讓他證得了百返三十三天的功德。後來一步一步再跟隨明師繼續學習，現在已經不可同日而語。

我自己也在老家放了尊地藏相，朝南向，後面放一座金鐵礦當靠山，旁邊放花供養。在運勢不好的時候出現一股靈氣罩著我，引導我不做出錯誤決定，現在回頭看，我仍然很感謝。雖然平常我們信奉供養佛菩薩，感覺沒什麼感應，是因爲小事沒必要出現，眞的出現大事時會有特別的感應。

有個朋友眞的照《地藏經》說的連續做三年，後來發展得相當好，每天開開心心。看到他的案例就覺得，唉呀，我怎麼沒有堅持三年。

網路上有很多《地藏經》的講解版本，流通很多，內容大家上網看漫畫版也能理解。雖然這本經書是入門，但一門深入也可以是顯學。

這邊我只寫一些個人的經驗跟心得與大家分享，因爲《地藏經》的內容比較不適合用寫的，值得大家親自翻一次多體會。有機會開讀經班時，再跟大家一起讀。

祝福大家夜夢安樂，多遇聖因，諸橫消滅，去處盡通。

藥師經

幾個月前，有個老朋友的媽媽急性腦梗塞，醫生說可能不樂觀，年紀大栓塞面積也大，急忙地問我怎麼辦？

因爲是老朋友，我知道她平常有在學佛，也建議適合她信仰的方式（向藥師佛祈求）。老朋友眞的就去做了。三、四天後，朋友告訴我，媽媽轉危爲安。

眞好，眞好！

以我的智慧，目前尙無法知道其他人是否也能如法炮製，只能說心誠則靈，以及端看以前累積的福報。

當然，除了自己本身的信仰之外，也要感謝在醫院幫忙治療的醫生、醫護人員，跟自己累積的善緣。

對於重大的人生問題，急難關頭，信仰給我們精神一個力量，現實生活中遇到好人幫忙治療照顧也很重要。

平安，就是最大的祝福

《藥師經》從名字來看，容易知道這是一部與教導治病相關的經文。

我有個中醫師學長，學習氣功學一段時間後，發現自己學的是有限的法門，沒辦法長遠。後來改學習藥師佛的法理，現在也開了更高的智慧，發現將肘部與手腕結合的整體評估方法，聽他說是因爲藥師佛的關係，我也覺得很有趣。

關於《藥師經》，我有相關的體會。

有次我在深山閉關，突然聽到淒厲的吹狗螺聲，持續了十幾分鐘。當時，我剛好在念《藥師經》，心中便動念想：如果藥師佛眞的這麼靈驗，讓這些聲音消失我就相信祢眞的存在！

念頭剛想完，聲音就漸漸消失了。

隔天又出現一樣的狀況，我又再許願一次，但這次不靈了。

於是，我疑問：如果次次都靈驗，又何苦人們不相信因果報應呢？

後來經歷五、六年的歲月折磨，我開始發現人生是輪流運轉的，謙卑樸實與助人爲善，才是人生最踏實的路。

過去，我曾經運用高槓桿，後來發現，槓桿到的其實都是別人高倍數的得失。現在你得到了，之後往往是幾十倍的失去，得不償失。

當然，高槓桿法則對某些人是適用的，但我已經很清楚對我不適用。適合我的法則就是腳踏實地、守著專長、做自己懂的事情，找同樣信念的人相處生活。

其他人可能很厲害，但對我來說，如果生活上的厲害帶來很大的激盪，卻無法帶來平安，那麼我覺得，平安反而是最大的祝福。不用擔心自己睡不著、心神不寧，擔心明天將來的惡緣等。

守護自己的善念頭

每個佛成佛前發的願，都是人生經歷過的痛苦，不希望別人經歷同樣的過程，所以發這個願。從發的願，也可以看到每個佛菩薩經歷的過程。比如文殊菩薩的大願、普賢菩薩的大願，跟藥師佛或彌陀的大願，方向風格就不同，有興趣的讀者不妨再體會看看。

很多人不相信念佛號有幫助。其實不要說是人，佛經上寫，就算是登地菩薩對這件事也都懷疑，除了一生所繫菩薩。

我自己是這樣解析這件事：打坐進入某個階段，腦海中的想法會變成很多條能量線，從小時候發生的事情、願望、想法到長大後的，有很多條能量線。這過程讓我體會到佛經上說，人一彈指間有很多很多想法。我是透過這樣的過程體會到那句話。每個小想法的能量線會一直互相碰撞，直到成眞爲止。跟身體碰撞就是自己的業，跟一大群人互相碰撞，就是共業。每件事都會發生，每個念頭、想法都會發生，只是時間的快慢、成熟過程的差異而已。

所以，一念佛號，了解藥師佛的大願，經每轉一次，一旦內在欣賞欽佩了一次，你的念就動了一次，無形之間註定了未來。因爲想法一出現，就會在未來的某個階段成眞。所以我們要用善守護自己的念頭，常存喜悅樂觀的想法，未來成眞的世界或相處的朋友就會是這類人。

有次跟朋友聊天，我說：「人生的問題，你去廟裡抽籤，會有個小框框，有人問健康、有人問姻緣、有人問事業、有人問學業……有一次看著籤詩我笑了，人生會遇到的問題竟然一張紙就寫完了，我卻這麼在意這一張紙上的事情，這不是傻了嗎？」

當你懂得捨得，就不再猶豫與害怕。

《插秧詩》這樣寫：「手把青秧插滿田，低頭便見水中天，六根清淨方爲道，退步原來是向前。」

以前我覺得這首詩的意境很高，但不懂得如何用在人生，只知道退讓與躲閃。但現在了解六根收斂，你的神光便會內蘊，一舉一動氣勢自然含光，入世出世只在一念之間。當你眞的懂了，又了解人生不過一張籤詩就可以寫完一生，就會轉而學習更重要的事了。

心經

在診間時得知有些患者喜歡觀察我的情緒，其實，當我心情不好就是重症的多，心情好就是好轉的多。

雖說，醫生要給患者正能量，但有時明知患者很痛苦，我卻笑笑的，實在做不來。我的想法是盡力把每一分求助做好，希望患者能歡喜地離去，舒服地生活。這讓我想到《心經》。

對《心經》的體會我是這樣看的。

如果我們把情緒丟到外太空，越拉越遠，無限遠，直到散掉爲止。過程可以體會到情緒想法都是一個能量結構，聚則有，散則無。

過程中，身體內感覺有東西凝聚，拉著情緒不放，這個東西就是識根。你再繼續把身體內的識根放大，發現最後它也會散掉，所以五蘊皆空。

散掉以後了解過程的感受，叫做照心；變動的情緒，叫做動心。所以唯滅動心，不滅照心，而心常住。心常住，意思就是觀自在的般若。

所有建構的一切，都是不穩定的，要了解這件事再來建構自己的生命，才不會把能量情緒用在不必要的地方，讓自己因爲種種情緒的堆疊、摩擦、碰撞而痛苦。

《心經》大概就是講這件事。

你了解外在是不堅固的了，反而什麼都看得懂，所以會變得更堅固，返璞歸眞，雖空而妙有的心路歷程。所以了解後，就快點往這個方向走並執行吧，快點菩提薩婆訶吧。

在氣功班我也分享一個觀念：每個心念都是一個種子，成熟很快。你有沒有發現一件事的成形，有時是不久之前的一個念頭。

比如說，今天莫名其妙跟同事吵架，但也許可能是一個月前，看同事的某個行爲覺得不合理。第一個念頭是忍耐，再來一次，可能就受不了而產生實際反應。

所以我們要用善守護自己的心念，每個念頭都會成眞，常發出喜樂助人的心，成局的都是喜樂的事。不要讓情緒成爲掌控人生的主人，所以才說柔軟心是我們的核心，其他人都是好的，只有自己還在學習的心態。

也只有柔軟，可以讓你吸引眞正有利於自己的生活。

金剛經

《金剛經》經書的意涵博大深遠，人生各個不同階段的解讀體會都不同。繞過一圈回頭看《金剛經》，我覺得大部分人一生追求的就是獨立、自主、成長，以及各種自由。不管你是從入世或出世的角度，不外乎都是這些基本核心。

想抓住種種好處，想要有人追隨，想長命百歲不受生死苦惱，不想被人批評，這些雞毛蒜皮的小事，是每個人的必經之路。但也因爲這些必經之路，產生了各種紛爭學派，《金剛經》的特點就是跟你說：哎呀，我知道你們想要學習眞理的決心，但眞正的眞理，是要消除自己的我相、人相、衆生相、壽者相。不然你也只是在追求傳統的步子走而已。

這個論點出來的時候，許多智者也彷彿被點醒。佛陀告訴我們有好多種果位，現在突然發現，這些果位也都是如夢一般。這麼深的道理，我卻是現在才知道！

不管你是什麼果位，根本的核心都是一個，我的教法只是讓你了解什麼是眞，什麼是假。如果你執著於我修到什麼境界、得到什麼果位，還要輪迴幾次就可以怎麼樣，那你根本就還不了解我在表達什麼。

換句話說，因爲知道我在表達什麼，你才有辦法修到阿那含、須陀含、阿羅漢等種種果位。再換句話說，也因爲這樣，**沒有一個有果位的聖人，會說自己得到了什麼果位**。因爲他們了解、領悟了道理，所以才讓自己走到這裡。如果說自己走到這裡，表示內心還停留在那四相當中，還沒眞正地心開意解，就不是聖人了。

所以，了解這個道理以後，假使你長得很漂亮，什麼都有了、如同帝王一般，也有傳說中的三十二相莊嚴圓滿，你成就了嗎？不能這樣判斷有沒有成就，因爲這些都是外在的表現，眞正的成就是內在的表現。而有這些外在的表現，只是表示你在內在的體會上融入了，一步步在生活中表現出來，所以你有很多大家羨慕的東西。但如果因外在表現，而迷失了內在表現，那又脫離我指的方向了。

大家都說當年燃燈佛給我授記，所以我成佛了，其實不是，而是如同剛才提到的道理。因爲你了解我在說什麼，所以我知道你了解了，也知道你懂得怎麼做，所以跟你們說你修到什麼果位。而這些清涼法語，實際上只是如義與了義而已，並不是我眞的從誰那邊獲得了什麼王座寶座。當年我的老師燃燈佛知道我了解道理，已經可以融入身心，將來必定可以很圓滿地演說道理，所以說我來世將成佛。

今天不管我有天眼、慧眼、法眼、佛眼都好，以今天宣說的道理來說，都只是一種外在給人的表現，跟內在表現和體悟相比而言，內在的體相更加寬廣圓滿，沒有什麼比這些事情更加莊嚴寬廣。所以莊嚴世界，即非莊嚴，是爲莊嚴。

既然我已經滅除了四相，內心就跟大家最原本的自己一樣清淨，彼此清澈地相連照映在一起，一切衆生界的所有煩惱、起念動念，都能映照在我心中。當衆生的心念都是一個映照，你就能了解實在沒什麼衆生需要渡，大家只是沒發現自己能映照的眞實狀態而已。這些煩惱、起心動念，也都很快會再起煩惱，是虛幻不實的。照著我給大家的方向思考，就能了解我在說什麼。所以，過去心存在嗎？現在心存在嗎？未來心存在嗎？從我爲大家說的心法來說，這些都是不存在，不可得的。

以上是我目前對於《金剛經》的感想，如果覺得有幫助，也歡迎現階段的你採納吸收。

妙法蓮華經之普門品

《妙法蓮華經》是一部我很喜歡的經書，也是佛家三大經王中的一部。我來談談自己修持這部經典的體會。

這本經大家可能不一定讀過，但觀世音菩薩的〈普門品〉，許多人應該就聽過了。〈普門品〉就是這本經書的其中一品。

一些朋友生小孩前，我都會請他們念這一品，孩子生出來都很乖巧、好帶，後來患者也很感謝我介紹這本經書作為胎教。

剛當中醫的時候，我曾經三度想離職，覺得遇到生命的關卡，我根本幫不上什麼忙。坐在那個位置，感覺如坐針氈，我自己都救不了自己，談何救得了別人？

所以遇到重症的時候，我會抽空念一次〈藥王菩薩本事品〉迴向給患者。說也奇怪，每次念完就覺得身體被什麼包覆著，很有安全感。這也養成了我的習慣。

為什麼我念〈藥王菩薩本事品〉給患者呢？因為這一品記載，長期修持，則為閻浮提人、病之良藥，若人有病，得聞是經，病即消滅，不老不死。能不能眞的不老不死，我還沒證悟到，但許多修行的機緣，我認為跟當初長期念這一品有關係。

我有長期打坐的習慣，很想體會佛家禪定後開啓的大智慧，眼觀四面耳聽八方，前因後果無所不知的狀態。《法華經》當中的〈法師功德品〉，就是專門讓你達到這種狀態的一品。修行過程中，我的鼻子開始可以聞得到疾病，我認為是這一品的關係。用氣功掃描身體，則是我長期念《地藏經》自然會的。以前都會觀想我拿著地藏菩薩的金錫，把病氣踢開。

所以，念經對我來說是一種很日常的習慣，我也會在念經的過程中嘗試把學到的方法應用在生活。許多事情過、一兩年來看，發現經書寫的都是對的。

我們喜歡凡事講道理，但其實天理自有公斷，不需要太在意眼前的輸贏勝敗。過幾年後回頭看，哎呀，還好當初沒有意氣用事的經驗屢屢如是。

我也很喜歡《法華經》最後的〈普賢菩薩勸發品〉，讓我了解一些事情。

我出生的時候，對某些字詞有特定的印象，但沒人可以向我印證。看到這些經書以後，許多疑惑就很自然地解開了，許多事情自己明白就好，許多意境只能意會，沒辦法言傳。講了反而不美。

我也聽說有許多佛家的大德，一生中只修持〈提婆達多品〉，因爲這一品是在講龍女即身成佛的故事。聽說專修這一品可以在短時間內達到某些成就。我很常上學佛網看實修的人寫的經驗故事，很多都很有趣，可以彼此參照印證。

某一天，幾個學弟妹突然說很佩服我，因爲我可以連續好幾年爲了同一個目標不斷地嘗試跟努力，每天都在挑戰疾病的突破。

這麼一說，我倒是覺得有趣。因爲我沒想到自己給人的感覺是這樣，只是覺得，希望有一天可以像經典一樣穩固踏實，日月星斗可以轉移，但我領悟的眞理依然不會改變。

眞實踏進修行的時間也進入十八個年頭了，越修越覺得前方深不可測，以及經典的不可思議。也很開心許多問題變得迎刃可解。

在本書付梓的前一年，我一個老朋友因爲生病離開了，讓我更加覺得提早修行的重要：我們無法選擇該怎麼來，但想怎麼走可以靠努力來決定。

你只需要打開中脈，領悟摩尼珠，進入禪定，了解前因後果，許多想法做法自然就會不一樣。

祝福大家都能日日身心輕安、無煩無惱，在這樣的基礎上重新溫暖人間，生活會很不一樣。

阿彌陀經

我對彌陀的信心來自於這個故事。故事主人叫韓仲英，上過新聞。他因爲一次意外，腎臟被壓壞了。由於他長期學佛，相信念佛日起有功，所以每日念佛日夜不間斷，後來長出兩顆新的腎臟，發生奇蹟。

腎臟病一直是我心裡的檻，很多家人都是因爲腎臟病離開，但當時我不知道還有這個簡單的方法可以做。

以前看診的時候，曾經遇過少數個案，雖然身體檢查爲重症，卻沒什麼症狀。一問之下才知對方一心向佛，讓人嘖嘖稱奇。

廣欽老和尚是我非常景仰的大師，我曾經學廣欽老和尚，一邊繞佛塔一邊念佛號，覺得整個心情平復了下來。小時候，我的願望就是希望有一天可以跟廣欽一樣，入定七天七夜，可惜努力到現在還是做不到。

但在念佛的過程中，我漸漸體會「洗髓」的過程。一般經絡暢通就是通，古人用「洗」這個字著實巧妙。過程中，眞的覺得有人在你的腦部開水龍頭，像洗碗盤那種感覺。那個狀態下你心無雜念，渾然忘我，然後身體會變柔軟，很有趣。

自從經歷過，我對人生的想法都不同了。

生活中有太多瓶頸，我們需要很大的能量淨化自己，最簡單的法門，我想就是念佛法門的《般舟三昧》了。以前我也很想挑戰更難的法門，後來覺得簡單反而扎實，難怪印光大師一生都在宣講念佛，因爲末法時代，靠其他法門突破的難度眞的很高。

在跟彌陀有關的經文當中，《觀無量壽經》提到三品蓮花的故事，我後來才有點體會跟大家分享。

以前我跟朋友發願編輯《佛說佛母出生三法藏般若波羅蜜多經》這本經書，因為這本經書很厲害，且是少數記載供養此經可防地震。台灣地震多，我想將此經書編輯出來結緣。編好當天，我在睡覺時看到很漂亮的七彩蓮花，七彩蓮花是水晶做的，像施華洛世奇的彩色水晶那樣漂亮。醒來的時候，房間都是花香，維持半小時才散去。我就覺得，哎呀，好像做對事了。

但這麼漂亮的蓮花只是七寶蓮花，屬於中品，讓我很想看看上品蓮花長什麼樣子。一心不亂，早證無餘涅槃。

我分享的都是比較有趣的小經驗跟體會，談不上講經，但想提一些有趣的經歷，勉勵一些朋友深入經藏，智慧如海。機緣成熟可以再聽更厲害、更有證量的清淨戒師講經。

祝福我們一生都能平安健康、貴人相助，智慧如海。阿彌陀佛。

學佛與念經九問

越來越多人知道我學佛後，很多網友會詢問相關問題。

如果你也對學佛有興趣，那麼在這裡，我邀請你問問自己：爲什麼要做這件事？

對我來說，讀經、念佛、學佛，就是因爲某些原因希望讓自己更加圓滿。

每個人走向圓滿的過程並不相同，有些人走戒律而圓滿；有些人靠念佛的次數跟信心而圓滿；有些人希望學習佛菩薩的莊嚴而圓滿。

也有人透過念經和懺悔，修復自己的脈輪系統，重新填充愛的能力。

你要了解自己希望的圓滿面向是什麼，才走得遠、走得穩。

在了解自己爲什麼要學佛後，來看一下我最常被問的問題。

(1) 念經可以晚上念嗎？

答：如果你不是特殊體質，晚上念也覺得自在安心沒干擾，自然可以，因爲圓滿。我自己是半夜念時加持力太強會不好睡，這種時候就改爲理想的時間。

(2) 聽說念經會引起無形衆生反感，或者招陰？

答：如果你的身心所爲按照佛家的要求日日精進，持戒不犯，心懷正道，念經轉變自己當然會受到衆人的支持與尊敬。但如果心無敬仰，也無懺悔改變自己的心態，單純做做樣子，自然效果也大打折扣。

(3) 高醫師都怎麼念？怎麼做？

答：早期我念經都是從開經偈、安土地神咒、滅口業眞言等經書前面常見的那些小咒語開始，這些是淨化磁場用的，讓你念經不被干擾。一般念比較長的經文沒辦法一次到位，會中斷，或有雜亂的思想，所以經書後邊會附上補闕眞言，讓你補足遺漏缺失。我也會念一念補強。當身心與經書相應以後，一念身體就進入輕安與智慧的狀態，自然就知道自己該怎麼做、怎麼悟、怎麼解、怎麼處理。

(4) 念經跟抄經，有沒有念出聲有差別嗎？哪個功德更好？

答：照你的方法做，如果覺得輕鬆自在，開心圓滿，就是適合自己的方法。功德只是學習的資糧，讓學習過程更輕鬆、更有智慧、更有體會而已。

(5) 求神拜佛是迷信嗎？這樣做眞的有效嗎？

答：拜佛拜的是成佛前的溫暖還有智慧，還有令人敬仰與典範的行爲。如果在拜佛學佛的過程中，你的心情變好、煩惱變少，人際關係處理得越來越好，那就是成長，不是迷信。如果你求神拜佛是越求越拜越依賴，智慧更少，過去走不過、看不開的檻還是看不開，那便是迷信了，因爲對你跟周遭人沒有幫助。當中一線之隔，成敗都在自己。

(6) 學佛一定要皈依嗎？或者拜老師嗎？自學不行嗎？

答：大部分想要走往比較深的學問，都需要老師指引。自學不是不行，每個人圓滿的路程不同，但我認爲有清淨戒師、有證量的法師在前引導比較好。

(7)爲什麼我做了這麼多好事，感覺人生都沒有改變？

答：這問題，有一天當你走出來了，回頭看看這些過程，就會知道原來我們的所作所爲，該受的都是輕受了，這就是當初的一念善根。當你身上的負能量代謝乾淨，慚愧心會自然升起，清淨心也會自然升起，回頭看會覺得好加在有給自己機會，給善念一個機會。功不唐捐，有天終將回歸自身。

(8)學佛不能再學其他法門，如道家或其他教派？

答：這一點要問自己的老師。有些老師爲了讓你成就走完全程，會規定一些事情；有些老師則覺得四海一家，核心宗旨都一樣，看自己覺得怎麼樣圓滿，智慧會開，身心輕鬆開心自在，不傷害人，自身也圓滿，都無妨。

(9)我該如何入門？

答：所謂的入門，就是你看了可以接受，心開意解，是當下適合你的。法門如果是對的，最後都會互相融通。《佛說十善業道經》這一本入門我認爲很好，佛家的智慧廣大如海，各種切入方法都有不同根器性的人適用。常見的《地藏菩薩本願經》《觀世音菩薩普門品》《阿彌陀經》等太多了。就我自己的看法，希望有一天可以把所有經書都看過一次，天文地理醫藥佛經都有記載，可惜有些我還看不懂。

有些人喜歡用看影片學習，我推薦兩個 Youtube 頻道，一個叫做「秘史趣聞」，一個叫「萬萬萬花筒」。這兩個頻道我很常看，覺得很棒，講解許多一般人想知道的問題。

最後來談一個小故事。故事主人叫做具行法師，他從小就很笨，什麼佛法都學不來，一生只做一件事，就是念佛。念到後來，成就了三昧眞火自化身的成就。傳聞具行法師的師父虛雲老和尚也說，此等成就自己也比不上呀！

所以我們不要小看任何方法，只要適合自己，一點一滴一絲一毫都會是未來的養分。

以上跟大家分享參考，最後也祝福大家有機會接觸佛法，並且將它應用在日常生活當中，陪伴自己增長智慧、福慧圓滿。

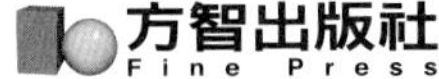

www.booklife.com.tw reader@mail.eurasian.com.tw

方智好讀 157

養氣二部曲：用站樁功法、洗脈輪及生命體悟，成就愛與幸福

作　　者／高堯楷
出版經紀／廖翊君
內頁插圖／廖淇渝
發 行 人／簡志忠
出 版 者／方智出版社股份有限公司
地　　址／臺北市南京東路四段50號6樓之1
電　　話／（02）2579-6600・2579-8800・2570-3939
傳　　真／（02）2579-0338・2577-3220・2570-3636
副 社 長／陳秋月
副總編輯／賴良珠
專案企畫／賴真真
責任編輯／胡靜佳
校　　對／胡靜佳・李亦淳
美術編輯／林韋伶
行銷企畫／蔡謹竹・陳禹伶
印務統籌／劉鳳剛・高榮祥
監　　印／高榮祥
排　　版／陳采淇
經 銷 商／叩應股份有限公司
郵撥帳號／18707239
法律顧問／圓神出版事業機構法律顧問　蕭雄淋律師
印　　刷／祥峯印刷廠
2023年4月　初版
2023年5月　4刷

定價390元　ISBN 978-986-175-732-2

練氣功，是爲了讓自己及接近我們的人更幸福。

——《養氣》

◆ **很喜歡這本書，很想要分享**

圓神書活網線上提供團購優惠，
或洽讀者服務部 02-2579-6600。

◆ **美好生活的提案家，期待為您服務**

圓神書活網 www.Booklife.com.tw
非會員歡迎體驗優惠，會員獨享累計福利！

國家圖書館出版品預行編目資料

養氣二部曲：用站樁功法、洗脈輪及生命體悟，成就愛與幸福／高堯楷著.
-- 初版. -- 臺北市：方智出版社股份有限公司，2023.04
240 面；14.8×20.8公分. --（方智好讀；157）
ISBN 978-986-175-732-2（平裝）
1.CST：氣功　2.CST：養生

413.94　　112001290